Insulinresistenz-Diätplan Auf Deutsch/ Insulin resistance diet plan In German:

Leitfaden zum Beenden von Diabetes

Inhaltsverzeichnis

ursprüngliche Autor dieses Werkes in irgendeiner Weise als haftbar für irgendwelche Komplikationen oder Schäden angesehen werden kann, die ihnen nach der Durchführung der hier beschriebenen Informationen widerfahren könnten.

Darüber hinaus dienen die Informationen auf den folgenden Seiten nur zu Informationszwecken und sollten daher als universell angesehen werden. Wie es sich für sie gehört, werden sie ohne Gewähr für ihre verlängerte Gültigkeit oder vorläufige Qualität präsentiert. Erwähnte Marken werden ohne schriftliche Zustimmung verwendet und können in keiner Weise als Unterstützung des Markeninhabers angesehen werden.

Einführung

Jeder dritte Amerikaner leidet an einer Insulinresistenz, die meisten von ihnen ohne es zu wissen. Dazu gehören über die Hälfte der über 60-Jährigen und schätzungsweise 80% der übergewichtigen Personen. Wird die Insulinresistenz nicht behandelt, kann sie zu Typ-2-Diabetes und den damit verbundenen negativen gesundheitlichen Folgen führen, die sie anfälliger für Herzkrankheiten und Schlaganfälle machen sowie Nerven- und Nierenschäden verursachen und ihnen 10 Jahre Leben rauben. Insulinresistenz und Typ-2-Diabetes haben in den letzten fünfzig Jahren zugenommen, da sich die Ernährung dahingehend geändert hat, dass sie viel mehr Zucker und einfache Kohlenhydrate enthält, insbesondere aus den übermäßig verarbeiteten Lebensmitteln, die so häufig geworden sind.

Glücklicherweise kann dies rückgängig gemacht werden, und dieses Buch bietet Ihnen Lösungen für Ihre Ernährung und Ihren Lebensstil, die Ihnen helfen können, Ihre Insulinresistenz zu verringern und sogar den Typ-2-Diabetes umzukehren. Die folgenden Kapitel geben einen leicht verständlichen Überblick über die Ursachen und Folgen der Insulinresistenz sowie über die Wirkung von Insulin im Körper. Aufbauend auf diesen Informationen werden leicht verständliche Lösungen angeboten, die in der Forschung zur Senkung der Insulinresistenz und zur Umkehrung des Typ-2-Diabetes nachgewiesen wurden. Schliesslich geht es auch tiefer in das Thema Ernährung ein, wobei die besten Lebensmittel, die aufgrund ihrer bekannten blutzuckersenkenden Eigenschaften in die Ernährung aufgenommen werden sollten, diskutiert werden und eine Liste der Lebensmittel erstellt wird, die unter allen Umständen vermieden werden sollten. Dieser Blick auf die Lebensmittel beinhaltet eine ausführliche, aber leicht verständliche Erklärung der Nährwertkennzeichnung und was beim Lesen zu beachten ist.

Mit den Informationen dieses Buches können Sie schon heute damit beginnen, Ihre Insulinresistenz zu verringern und Ihren Blutzuckerspiegel zu senken, aber das ist noch nicht alles. Insulinresistenz geht oft mit einem höheren Blutzuckerspiegel einher, der Müdigkeit und geistige Nebelbildung verursachen kann. Wenn Sie die in den folgenden Kapiteln gegebenen Tipps befolgen, wird Ihre Energie zurückkehren und Ihr Geist wird geschärft. Leiden Sie keinen Tag länger an Insulinresistenz. Lernen Sie, wie Sie eine Insulinresistenz bekommen und nehmen Sie die lebensrettenden Veränderungen jetzt vor.

Kapitel 1: Die Funktion von Insulin im Körper verstehen

Insulin ist ein von der Bauchspeicheldrüse ausgeschüttetes Hormon, das sowohl im menschlichen als auch im tierischen Stoffwechsel eine wichtige und entscheidende Rolle spielt. Es hat zwar auch andere Zwecke, aber wenn es um den Stoffwechsel geht, steuert Insulin die Fähigkeit der Zellen, Glukose aus dem Blut aufzunehmen. Diese Wirkung reguliert den Blutzuckerspiegel und stellt bei einer Person ohne Typ-2-Diabetes oder Insulinresistenz sicher, dass der Blutzuckerspiegel nicht zu hoch ansteigt oder zu tief sinkt. Um die Funktion des Insulins auf den Stoffwechsel besser zu verstehen und wie Insulinresistenz und Diabetes diese Funktion beeinträchtigen können, ist ein kurzer Blick in den Stoffwechsel gerechtfertigt. Es handelt sich dabei nicht um einen tiefen Einblick in die Wissenschaft, sondern nur um eine leicht verständliche Übersicht, die Ihnen die Informationen geben soll, die Sie benötigen, um die Insulinresistenz und sogar Diabetes umzukehren.

Wie der Mensch regelmässig Nahrung verstoffwechselt

Der menschliche Körper ist eine Maschine, ähnlich wie der Motor eines Autos. Der Motor eines Autos treibt die Systeme des Autos an, die es ihm ermöglichen, zu funktionieren. Der menschliche Körper besteht aus Milliarden von Zellen, die ihren spezifischen Zweck erfüllen, damit die Maschine von Mann oder Frau die Hintergrundfunktionen des Lebens wie Atmung, Blutkreislauf und das Feuern von Neuronen im Gehirn sowie die von uns kontrollierten Funktionen wie Bewegung ausführen kann. Damit ein Auto funktioniert, braucht es Treibstoff, Verbrennungsmotoren brauchen Gas, während Elektroautos

Energie benötigen. Der menschliche Körper ist nicht anders, und seine Zellen beziehen ihren Treibstoff aus der Nahrung, die wir essen, nämlich aus Kohlenhydraten, Fetten, Proteinen und Alkohol.

Der menschliche Körper kann jede beliebige Kombination von Fetten, Kohlenhydraten, Proteinen und Alkohol als Brennstoff verwenden, aber alle Organismen auf dem Planeten bevorzugen Glukose als Brennstoff, und die menschlichen Zellen sind nicht anders. Alle Zellen des Körpers können mit Glukose betrieben werden, welchen sie es als Standardbrennstoff verwenden. Die meisten Kohlenhydrate werden in Glukose aufgespalten und diese gelangt direkt in den Blutkreislauf, um von den Zellen als Brennstoff verwendet zu werden. Einige Kohlenhydrate wie Fruktose müssen durch die Leber in Glykogen umgewandelt werden, das dann in der Leber sowie in einer kleinen Menge in den Muskeln gespeichert wird, um als Notbrennstoff zu dienen.

Wenn der Körper Proteine aufnimmt, wandelt er sie zunächst in ihre Bestandteile um und verstoffwechselt sie dann weiter in Aminosäuren, die dann zum Muskelaufbau oder in Glukose zur Verwendung als Brennstoff verwendet werden können. Fette werden im Magen abgebaut und im Dünndarm resorbiert. Diese abgebauten Fette werden dann in Energie für die Muskelzellen umgewandelt oder in den Antipode- bzw. Fettzellen zur späteren Verwendung gespeichert.

Dem menschlichen Körper fehlt ein Mechanismus zur Speicherung von überschüssiger Glukose für die spätere Verwendung, so dass ein Überschuss an Glukose in Fettsäuren zur Speicherung in den Fettzellen umgewandelt wird. Für den modernen Menschen mit unserem leichten Zugang zu kalorienreichen Nahrungsmitteln voller Kohlenhydrate, die sich leicht in Glukose umwandeln lassen, hat dies zu ständig steigenden Werten für Fettleibigkeit, Insulinresistenz und Diabetes geführt, aber ein Blick auf die Lebensweise des Menschen zeigt, dass unser Stoffwechsel so ausgelegt ist, dass er es uns ermöglicht, langfristig zu überleben, auch wenn einfache Kohlenhydrate wie Zucker viel seltener waren als heute.

Die frühen Menschen lebten in einer Gesellschaft, die wir heute als Jäger und Sammler bezeichnen. Sie aßen die Tiere, die sie fangen und töten konnten, und ergänzten die Kalorien aus der Jagd mit Lebensmitteln, die sie aus ihrer Umgebung sammeln konnten, wie Beeren, Früchte und Nüsse. Jäger mussten sich oft tagelang an ihre Beute heranpirschen, während sie durch das Gebiet der frühen Menschen wanderten. Ohne die Möglichkeit, Nahrung zu konservieren, müsste sie bald nach der Tötung gegessen werden, um zu verhindern, dass sie verdirbt. Die Fähigkeit des menschlichen Körpers, diese Nahrung in den Fettzellen zu speichern, ermöglichte es ihm, in Zeiten, in denen er Zugang zu mehr Kalorien hatte, so viel Energie wie möglich zu nehmen und sie für die Zeit zu speichern, in der die Kalorienmenge geringer war.

Wie sich der menschliche Stoffwechsel während des Fastens, Hungers oder ohne Kohlenhydrate verändert

Während die Zellen des menschlichen Körpers lieber Glukose oder Glykogen als Energiequelle verwenden, muss der Körper, wenn er weder durch ein freiwilliges Fasten noch durch unfreiwilliges Verhungern Nahrungsenergie erhält, einen Teil der gespeicherten Energie für die Verwendung als Brennstoff umwandeln. Wie oben erwähnt, kann der Körper seine bevorzugte Glukose nicht für eine spätere Verwendung speichern, sondern speichert sie als Fettsäuren in den Antipode-

oder Fettzellen. Sobald die Glukose und das Glykogen im Körper nicht mehr vorhanden sind, beginnt der Körper den meisten Zellen Zeichen zu geben, um auf die energetische Nutzung der Fettsäuren aus den Antipode-Zellen umzuschalten, und die Leber beginnt, einen Teil der Fettsäuren in Ketonkörper umzuwandeln, um das Gehirn zu ernähren.

Das Gehirn ist für den Körper von größter Bedeutung und verbraucht bis zu einem Viertel des Hintergrund- oder Grundstoffwechsels. Dies ist ein viel größerer Anteil des Stoffwechsels als bei jedem anderen Tier. Es muss auch vor Krankheiten geschützt werden, die durch Bakterien und Viren verursacht werden. Der Mechanismus dieses Schutzes ist die Blut-Hirn-Schranke. Sie verhindert die Bewegung der meisten Verbindungen vom Blut zum Gehirn. Die Glukose kann frei passieren, da sie das Gehirn mit Energie versorgt. Wenn der Körper verhungert, versorgen die Ketonkörper anstelle von Glukose das Gehirn.

Bevor der ausgehungerte Körper mit der Produktion von Ketonkörpern beginnt und die Zellen zunächst die Fettsäuren in den Antipode-Zellen zur Energiegewinnung nutzen, wird die Notversorgung der Leber und der Muskeln mit Glykogen als Brennstoff genutzt. Im Allgemeinen dauert diese Phase des Verhungerns zwischen zwei bis drei Tagen, obwohl sie von Person zu Person unterschiedlich ist, und der Körper wandelt die Antipodenzellen etwa eine Woche lang ausschließlich in Treibstoff um. Danach beginnt der Körper langsam die Proteine abzubauen, aus denen die Skelettmuskeln bestehen; Muskeln, die für die Bewegung gebraucht werden.

Für den Aufbau von Muskelzellen werden die Aminosäuren benötigt, aus denen die Proteine bestehen. Wenn der Körper kein

Protein aufnimmt, kann er keine Muskeln aufbauen. In diesem Zusammenhang ist der Muskelaufbau ein viel weiter gefasster Begriff als die Idee des Muskelaufbaus beim Gewichtheben oder bei der Bewegung. Wenn sich eine Person bewegt, sind ihre Muskeln einem Verschleiß unterworfen. Dies führt zu Schäden an den Muskeln, die der Körper im normalen Verlauf mit den Aminosäuren reparieren würde, die aus dem aufgenommenen Protein abgebaut werden. Ohne diese Nahrung muss der Körper etwas Muskelgewebe abbauen, um die Muskeln funktionstüchtig zu halten.

Dieses System wurde entwickelt, um unseren Vorfahren, den Jägern und Sammlern, besser zu dienen. Sie brauchten die Fähigkeit, so viel Energie zu speichern, wie sie konnten, weil es oft längere Zeiträume mit wenig bis gar keinen Kalorien gab. Das System verzeiht kurze Fastenzeiten, bei denen der Körper die in den Antipode-Zellen gespeicherten Fettsäuren zur Energiegewinnung nutzt, bevor er gezwungen ist, einige der Muskelzellen auszuschlachten, um deren Proteine zum Wiederaufbau und zur Heilung verspannter Muskeln zu verwenden.

Ähnlich wie beim Hungern oder Fasten wird eine Ernährung, die hauptsächlich aus Fett und Eiweiß mit sehr wenig Kohlenhydraten besteht, den Körper zwingen, sein gespeichertes Fett als Energiequelle zu nutzen. Wie beim Verhungern wird der Körper das in der Leber und den Muskeln gespeicherte Glykogen einige Tage lang als Brennstoff verwenden und dann auf das gespeicherte Fett in den Antipode-Zellen zurückgreifen. Die kohlenhydratarme Diät vermeidet durch die fortgesetzte Aufnahme von Protein den Verlust von Muskelmasse, da das verzehrte Protein zum Wiederaufbau der arbeitenden Muskeln verwendet werden kann.

Die Rolle von Insulin bei der Verstoffwechselung von Kohlenhydraten

Nach dem Verzehr von Kohlenhydraten werden diese in Glukose aufgespalten, die der Körper in die Blutbahn transportiert. Dies ist der Blutzuckerspiegel. Wenn der Blutzuckerspiegel steigt, wird Insulin freigesetzt, das die Zellen darüber informiert, dass sie mit der Aufnahme von Blutzucker als Brennstoff beginnen sollen. Wenn sie den benötigten Brennstoff haben, löst das Insulin die Antipode-Zellen aus, um mit der Umwandlung von überschüssigem Blutzucker in Fettsäuren für die langfristige Lagerung zu beginnen. Nicht alle Kohlenhydrate sind gleich, wenn es um den Anstieg des Insulins geht.

Kohlenhydrate lassen sich im Allgemeinen in drei verschiedene Kategorien einteilen: einfach, komplex und Ballaststoffe. Einfache Kohlenhydrate sind diejenigen, die vom Körper leichter in Glukose umgewandelt werden können. Jede Art von Zucker sind einfache Kohlenhydrate. Lebensmittel mit hohem Zuckergehalt, wie Soda, das mit Maissirup mit hohem Fruchtzuckergehalt oder Rohrzucker gesüßt ist, und die meisten verpackten Frühstückszerealien sind voll von einfachen Kohlenhydraten. Stärkehaltige Kohlenhydrate wie Gemüse und Vollkorngetreide sind Beispiele für komplexe Kohlenhydrate. Ballaststoffe sind Kohlenhydrate, die nicht verdaut werden können.

Wenn der Körper ein einfaches Kohlenhydrat verzehrt, wird es schnell in Glukose umgewandelt, entweder durch den Verdauungstrakt oder mit einigen Zuckern wie Fruktose, die von der Leber in Glykogen umgewandelt wird und leicht verfügbar ist, um die Körperzellen zu versorgen und für die spätere Verwendung in den Fettzellen zu speichern. Dies führt zu einem raschen Anstieg des Blutzuckers, und die Bauchspeicheldrüse reagiert mit einem Anstieg des Insulinspiegels, um den Blutzucker wieder auf den normalen Wert zu bringen. Zusätzlich zu den Zuckern können viele komplexe Kohlenhydrate in eine einfachere Form gebracht werden, die schnell verdaulich ist. Raffiniertes Weissmehl ist ein gutes Beispiel dafür. Mehl wird aus Weizenkörnern gewonnen. Ein Weizenkorn umfasst den Keim, den Teil des Samens, den eine neue Weizenpflanze aus dem Endosperm keimen würde, die gespeicherte Nahrung, die der Keim beim Wachstum verwenden würde. Diese werden von einer harten Schutzhülle, der so genannten Kleie, bedeckt. Bei raffiniertem Weißmehl werden die Kleie und der Keim entfernt, so dass nur das Endosperm übrig bleibt. Sowohl die Kleie als auch der Keimling haben einen höheren Faser-, Protein- und Fettgehalt als das Endosperm. Vollkornmehl behält diese Teile des Korns, was die Freisetzung von Insulin nach dem Verzehr verlangsamt, da der Körper mehr Zeit braucht, um es in Zucker zu zerlegen.

Komplexe Kohlenhydrate hingegen müssen verarbeitet werden, damit der Körper Zugang zu den Zuckern erhält, die er in Glukose umwandeln kann. Da dies Zeit benötigt, gelangt die Glukose, die der Körper aus komplexen Kohlenhydraten umwandelt, langsam in die Blutbahn. Beim Verzehr komplexer Kohlenhydrate flutet die Bauchspeicheldrüse den Blutkreislauf nicht in einem Spiess mit Insulin, sondern gibt Insulin in kleineren Mengen ab, um den langsamen Anstieg des Blutzuckers zu bewältigen. Dadurch hat der Körper mehr Zeit, die aus der Nahrung umgewandelte Glukose zu verwerten, bevor die überschüssige Glukose als Fett gespeichert wird.

Wenn es um den Stoffwechsel geht, sind die Ballaststoffe grundsätzlich im Weg, jedoch mit positiven Folgen. Die Fasern können nicht in Glukose umgewandelt werden, um den Körper mit Energie zu versorgen, und sie können auch nicht in eine andere nützliche Verbindung umgewandelt werden. Stattdessen stehen sie dem Körper bei der Verarbeitung der Kohlenhydrate, die er in Glukose umwandeln kann, im Weg. Dies verlangsamt die Aufnahme der Glukose aus der Nahrung, was zu einem allmählicheren Anstieg des Blutzuckers führt und die Insulinspitzen verringert. Außerdem nimmt es Platz im Magen ein, während die anderen Kohlenhydrate abgebaut werden, wodurch der Hunger gesenkt wird.

Aufgrund der Subventionierung der Maisproduktion in den Vereinigten Staaten bildet Mais einen ungewöhnlich großen Teil der Nahrungsmittel in der Lebensmittelindustrie in den Vereinigten Staaten. Infolgedessen ist Maissirup mit hohem Fruktosegehalt zu einem Standardsüssungsmittel in Erfrischungsgetränken und verarbeiteten Lebensmitteln geworden. Neben dem Maissirup mit hohem Fruktosegehalt werden verarbeitete Lebensmittel oft aus stark raffinierten Kohlenhydraten hergestellt, so dass die meisten Kohlenhydrate in diesen einfachen Lebensmitteln für den Körper leicht zugänglich sind. Fruktose muss, wie oben erwähnt, von der Leber zu Glykogen verarbeitet werden, damit sie vom Körper verwendet werden kann.

Für unsere alten Jäger und Sammler Vorfahren bereitete dies nur wenige Probleme, da die wichtigste natürliche Quelle für Fruktose Früchte waren, ein begrenzter Aspekt der alten Ernährung. Vor dem Anbau von Obst hatte der Mensch nur Zugang zu den natürlich wachsenden Früchten und Beeren. Eine der Folgen des Obstanbaus war die Zunahme der Süße der Früchte. Als der Mensch begann und weiter Früchte anbaute, kreuzte er sie, um mehr Zucker zu erhalten. Sogar das Essen von Wildfrüchten und Beeren hatte nur geringe Auswirkungen auf die Leber unserer alten Vorfahren.

Heute haben wir aufgrund seiner preiswerten Natur Zugang zu einer gigantischen Menge an Fruktose, durch Maissirup mit hohem Fruchtzuckergehalt. Da er erst in den 1970er Jahren synthetisiert wurde, wird die langfristige gesundheitliche Wirkung von Maissirup mit hohem Fruchtzuckergehalt noch immer erforscht. Ungeachtet seiner möglichen negativen Auswirkungen auf die Gesundheit ist es zur Verringerung der Insulinresistenz eine gute Idee, diese zu vermeiden.

Kapitel 2: Was ist Diabetes?

Diabetes ist der Name von drei verschiedenen Stoffwechselstörungen, wobei nur eine Art von Diabetes, Diabetes Typ 2, im Mittelpunkt dieses Buches steht. Diabetes Typ 1, besser bekannt als jugendlicher Diabetes, ist eine unheilbare Erkrankung, bei der der Körper eines Menschen überhaupt kein Insulin bilden kann. Wer an dieser Form von Diabetes leidet, muss sich Insulin spritzen lassen, um zu überleben. Der Schwangerschaftsdiabetes ähnelt dem Typ-2-Diabetes und wirkt sich bei 2-10% der schwangeren Frauen aus.

Die überwiegende Mehrheit, bis zu 90% der Menschen mit Diabetes, leidet an Typ-2-Diabetes. Beim Typ-2-Diabetes haben die Körperzellen eine Resistenz gegen Insulin gebildet, so dass die Bauchspeicheldrüse nicht mehr in der Lage ist, das zur wirksamen Senkung des Blutzuckerspiegels erforderliche Insulin zu produzieren. Dies führt zu höheren Glukosewerten im Blut, die eine Vielzahl von verschiedenen ernsthaften Gesundheitsproblemen verursachen. Bei den meisten Menschen, bei denen Typ-2-Diabetes diagnostiziert wird, haben sie im Laufe der Jahre eine Insulinresistenz gebildet. Durch richtige Ernährung und Bewegung sind sowohl die Insulinresistenz als auch der Typ-2-Diabetes reversibel. Dies wird in den nächsten Kapiteln behandelt.

Insulinresistenz

Die Insulinresistenz ist die Vorstufe von Typ-2-Diabetes. Bei vielen Menschen, die prädiabetisch sind, gibt es nur wenige oder keine Symptome einer Insulinresistenz, während andere die frühen Symptome eines hohen Blutzuckerspiegels oder einer Hypoglykämie aufweisen. Die Grundursache der Insulinresistenz hängt mit der Ernährung zusammen. Zu viele Insulinspitzen nach dem Verzehr von einfachen Kohlenhydraten lassen die Zellen eine Toleranz gegenüber Insulin bilden, ähnlich wie einige Medikamente wie Opioide eine Toleranz erzeugen. Bei Opioiden müssen gewohnheitsmäßige Anwender, sowohl zur Schmerzbehandlung als auch zu Erholungszwecken, immer mehr von dem Opioid einnehmen, um die gewünschte Wirkung zu erzielen. Die Insulinresistenz funktioniert auf die gleiche Weise.

Nachdem sie immer mehr Insulinspitzen erhalten hat, beginnen die Zellen bei der Verarbeitung der Glukose aus dem Blut mehr Insulin zu benötigen. Dadurch steigt der Blutzuckerspiegel an, da die Bauchspeicheldrüse überlastet ist und genug Insulin produziert, um den Zuckerspiegel im Blut zu senken. Wie bereits erwähnt, kann der Körper diese Glukose nicht speichern und wandelt den Überschuss in Fettsäuren um, die in den Fettzellen gespeichert werden. Gewichtszunahme und eventuelles Übergewicht sind oft die Folge einer Insulinresistenz. Andere Symptome können eine Zunahme von Durst und Hunger, Gewichtszunahme (insbesondere im Bauchbereich), erhöhter Blutdruck, Schläfrigkeit, Depressionen und geistige Anspannung einschließlich der Unfähigkeit, sich zu konzentrieren, sein.

Insulinresistenz bei Typ-2-Diabetes

Mit weiteren Insulinspitzen arbeitet die Bauchspeicheldrüse weiter überlastet, bis sie den Punkt erreicht, an dem sie nicht mehr die Menge an Insulin produzieren kann, um den Blutzuckerspiegel auf die normale Menge zu senken. An diesem Punkt verwandelt sich die Insulinresistenz in Typ-2-Diabetes. Werden einfache Kohlenhydrate in den gleichen Mengen wie bisher verzehrt, führt dies zu längeren Perioden mit Unterzucker oder hohem Blutzucker. Zu den Symptomen einer Hypoglykämie gehören eine Zunahme von Durst und Hunger, häufiges Wasserlassen, verschwommenes Sehen, Gewichtsverlust, Kribbeln in Füßen und Zehen, trockene und juckende Haut, Müdigkeit und langsame Wundheilung.

Chronischer Typ-2-Diabetes verringert die Lebenserwartung im Allgemeinen um etwa 10 Jahre, da eine Hyperglykämie viele Systeme des Körpers, einschließlich des Herzens und der Nerven, belastet. Darüber hinaus gehen Diabetes und Fettleibigkeit oft Hand in Hand, so dass sich die negativen gesundheitlichen Folgen beider Erkrankungen noch verstärken können.

Kapitel 3: Die Ursachen von Diabetes

Die Ursachen für Typ-2-Diabetes liegen hauptsächlich im Lebensstil, obwohl Forscher über dreißig verschiedene Gene entdeckt haben, die vermutlich die Chancen eines Menschen beeinflussen, im Laufe seines Lebens an Typ-2-Diabetes zu erkranken. Einige der genetischen Vorläufer sind bei einigen Rassen häufiger als bei anderen. Auch das Alter spielt eine Rolle, wobei die Entwicklung von Typ-2-Diabetes im späteren Leben häufiger ist als in der Jugend, obwohl die steigende Fettleibigkeitsrate die Entwicklung von Typ-2-Diabetes zu einem früheren Zeitpunkt im Leben häufiger werden lässt. Einige Forscher haben herausgefunden, dass auch Schlafprobleme zur Entwicklung von Typ-2-Diabetes beitragen können.

Lebensstil Ursachen von Typ-2-Diabetes

Wenn es um die Entwicklung von Typ-2-Diabetes geht, ist die häufigste Ursache eine verlängerte Insulinresistenz. Wie oben erwähnt, ist dies auf Insulinspitzen zurückzuführen, die durch den Verzehr von einfachen Kohlenhydraten verursacht werden. Neben dem übermäßigen Verzehr von einfachen Kohlenhydraten trägt auch eine sedimentäre Lebensweise dazu bei. Ohne viel Bewegung oder Training muss der Körper nicht so viele Kalorien verbrennen. Der übermäßige Verzehr von einfachen Kohlenhydraten führt dazu, dass die meisten dieser Kohlenhydrate von Glukose in Fettsäuren umgewandelt werden, die in den Fettzellen gespeichert und zu Übergewicht führen können.

Dies bildet im Wesentlichen eine Rückkopplungsschleife. Der Verzehr von mehr einfachen Kohlenhydraten erhöht sowohl den Insulin- als auch den Blutzuckerspiegel, was zu einer größeren

Insulinresistenz sowie zu einer Erhöhung der Fettspeicher führt. Wenn die Person immer mehr Gewicht zunimmt, ist sie oft weniger aktiv und ihr Stoffwechsel verlangsamt sich, wodurch mehr der aufgenommenen Kohlenhydrate in Fett umgewandelt werden, während die Insulinresistenz zunimmt... bis sie schließlich Typ-2-Diabetes entwickelt hat.

In letzter Zeit haben Forscher begonnen, sich mit der Frage zu befassen, welche Auswirkungen eine westliche Ernährung auf die Darmflora haben könnte und wie sich diese Veränderungen auf die Insulinresistenz auswirken können. Der menschliche Körper enthält mehrere Kolonien von Mikroorganismen, die dem Wirtsmenschen oft Vorteile bieten. Die Darmflora sind die Kolonien, die im Magen-Darm-System leben. Obwohl die Darmflora bei jedem Menschen anders ist, haben Studien gezeigt, dass diejenigen, die eine moderne westliche Ernährung mit einem hohen Anteil an verarbeiteten Lebensmitteln mit Zucker und einfachen Kohlenhydraten und ohne komplexe Kohlenhydrate und Ballaststoffe essen, eine weniger vielfältige Darmflora haben. Antibiotika können auch die Zusammensetzung der Mikroorganismen im Darm verändern.

Die mangelnde Vielfalt der Darmflora hat sich als möglicher Faktor für die Entwicklung von Fettleibigkeit erwiesen, die die Wahrscheinlichkeit einer Insulinresistenz und von Typ-2-Diabetes deutlich erhöht. Es gibt verschiedene Nahrungsmittel, die lebende Bakterienkulturen oder Probiotika enthalten, die gegessen werden können, um Ihre Darmflora wieder zu diversifizieren. In der westlichen Welt sind kultivierte Milchprodukte am häufigsten anzutreffen. Joghurt, kultivierte Buttermilch und Käse mit lebenden Kulturen wie Brie, Gouda und noch hochwertigeren Cheddar-Käse enthalten Probiotika. Fermentierte Lebensmittel wie Kimchee, Sauerkraut, Miso und

Tempeh enthalten ebenfalls probiotische Mikroorganismen. Fügen Sie einige davon zu Ihrer Ernährung hinzu, solange Sie mit dem Zuckergehalt vorsichtig sind. Es gibt auch probiotische Nahrungsergänzungsmittel, aber denken Sie daran, dass ein Mangel an Ballaststoffen und komplexen Kohlenhydraten zu einer weniger vielfältigen Darmflora führt. Die Einnahme von probiotischen Nahrungsergänzungsmitteln, ohne dass Sie mehr Ballaststoffe und komplexe Kohlenhydrate zu Ihrer Ernährung hinzufügen, wird die Probiotika in Ihrem Darm nicht unterstützen.

Auch der Schlaf kann ein Problem sein, wenn es um die Entwicklung von Typ-2-Diabetes geht. Einige Untersuchungen haben gezeigt, dass Menschen mit Schlafproblemen eher an Typ-2-Diabetes erkranken. Diese Probleme können sowohl Schlaflosigkeit als auch einfach nur Schlafmangel umfassen. Jeder Mensch braucht unterschiedlich viel Schlaf, so dass es schwierig ist, eine genaue Zahl anzugeben, aber die meisten Erwachsenen brauchen zwischen sieben und neun Stunden Schlaf pro Nacht. Auch die Schlafqualität kann einen Einfluss haben. Eine gute Schlafroutine kann dazu beitragen, Typ-2-Diabetes zu verhindern und Ihre Energie während der Wachzeit zu verbessern. Auch dies ist bei jedem anders, aber der beste Schlaf ist in einem kühlen, dunklen und ruhigen Raum zu erreichen.

Genetische Ursachen von Typ-2-Diabetes

Gegenwärtig gibt es sechsunddreißig identifizierte Gene, von denen man annimmt, dass sie dazu beitragen, dass sich im Laufe des Lebens eines Menschen Typ-2-Diabetes entwickeln kann. Die genetische Veranlagung ist nicht der Hauptfaktor für die Entwicklung von Typ-2-Diabetes, aber in Verbindung mit einer sedimentären Lebensweise und Übergewicht können sie das Risiko stark erhöhen.

Es gibt genetische Tests, die der Öffentlichkeit zur Verfügung stehen und die Veranlagung einer Person aufzeigen können. Auch Ärzte können diese Tests durchführen. Wenn Diabetes in Ihrer Familie häufig auftritt, ist es möglich, dass Sie eine genetische Veranlagung haben. Bei bestimmten Rassen ist es auch wahrscheinlicher, dass sie an Typ-2-Diabetes erkranken. In den Vereinigten Staaten ist die Entwicklung von Typ-2-Diabetes als Prozentsatz der Erwachsenen nach ihrer Rasse wie folgt:

- Eingeborene Amerikaner: 15%.
- Afroamerikaner: 12,7%
- Hispanoamerikaner: 12.1%
- Asiaten und Pazifikinsulaner: 8%
- Kaukasier: 7.4%

Die genauen Ursachen für dieses Missverhältnis werden noch erforscht, aber wenn Sie zu einer Rasse mit höherem Risiko gehören, hilft es nur, die Insulinresistenz zu minimieren, um die Entwicklung von Typ-2-Diabetes zu vermeiden.

Kapitel 4: Natürliche Behandlung von Diabetes

In diesem Kapitel werden die verschiedenen natürlichen Behandlungen zur Verringerung der Insulinresistenz und zur Umkehrung von Typ-2-Diabetes untersucht. Die Ernährung spielt dabei eine große Rolle, und in diesem Kapitel werden Informationen über verschiedene Arten von Diäten gegeben, die nachweislich zur Verringerung der Insulinresistenz und zur Umkehrung von Diabetes beitragen. Jede dieser Diäten hat ihre Vor- und Nachteile, wenn es darum geht, die Insulinresistenz umzukehren. Einige von ihnen sind restriktiver und haben eine viel stärkere insulinresistenzreduzierende Wirkung, während andere eher graduell wirken.

Neben der Ernährung haben Bewegung und Stressabbau nachweislich einen Einfluss auf die Insulinresistenz und den Typ-2-Diabetes. In diesem Kapitel werden mehrere Strategien zur Steigerung der körperlichen Anstrengung zur Verringerung der Insulinresistenz vorgestellt. Bei den Bewegungsphobikern können kleine Veränderungen später zu grösseren Auswirkungen führen, und wenn Sie auch nur die kleinste Steigerung der Bewegung mit einer der im Ernährungsabschnitt besprochenen Diäten kombinieren, werden Sie höchstwahrscheinlich feststellen, dass Ihre Energiewerte schnell ansteigen. Eine Insulinresistenz kann zu Müdigkeit und längerer Erholungszeit nach körperlicher Anstrengung führen. Einige der kohlenhydratarmen und intermittierenden Nüchternheitskuren können den Insulinspiegel innerhalb weniger Tage stabilisieren, was zu einem fast sofortigen Energieschub führt.

So wie wir, der moderne Mensch, einen fast sofortigen Zugang zu einer großen Menge einfacher Kalorien haben, die unsere

Vorfahren kaum hatten, so fügt die moderne Welt eine große Menge an Stress hinzu, um den sich unsere Vorfahren selten kümmern mussten. Wir leben unser Leben zunehmend nach der Uhr und planen immer mehr unserer kostbaren Zeit mit Terminen und anderen Verpflichtungen ein. Dieser Stress kann zu Insulinresistenz und Typ-2-Diabetes führen. Zusätzlich zu Ernährung und Bewegung werden in diesem Kapitel einige einfache Möglichkeiten zur Reduzierung von Stress kurz angesprochen.

Ernährung und Insulinresistenz

Wenn es darum geht, die Insulinresistenz zu verringern und sogar Typ-2-Diabetes rückgängig zu machen, ist die Ernährung zu 90% die Lösung. Dies ist sinnvoll, da eine Ernährung mit einem hohen Anteil an einfachen Kohlenhydraten die Ursache von 99% des Typ-2-Diabetes ist. In diesem Abschnitt werden mehrere verschiedene Diäten verglichen und gegenübergestellt, die sich als hilfreich bei der Verringerung der Insulinresistenz erwiesen haben, darunter ein Paar, das in Forschungsstudien gezeigt hat, dass es Diabetes tatsächlich rückgängig machen kann. Die Diäten, die in die letztgenannte Kategorie fallen, sind in Bezug auf Kohlenhydrate restriktiver, aber zusätzlich zu ihrer Verringerung der Insulinresistenz können sie eine Vielzahl anderer Vorteile bieten.

Die traditionelle moderne medizinische Diät für Diabetiker konzentriert sich auf den Verzehr komplexerer Kohlenhydrate wie Vollkorn, Hülsenfrüchte und Gemüse, während einfache Kohlenhydrate wie Zucker, verarbeitete Lebensmittel und raffiniertes Getreide vermieden werden. In Kombination mit moderater Bewegung kann dies zur Bewältigung des Typ-2-Diabetes beitragen und die Insulinresistenz senken, aber wahrscheinlich wird dies in einem eisigen Tempo geschehen, und einige komplexe Kohlenhydrate sind besser als andere, wenn es darum geht, den Typ-2-Diabetes umzukehren und die Insulinresistenz zu verringern. Im nächsten Kapitel wird dies viel ausführlicher diskutiert.

Der glykämische Index kann ein wirkungsvolles Instrument sein, das Ihnen helfen kann, die besten komplexen Kohlenhydrate zu bestimmen, die Sie im Rahmen Ihrer die Insulinresistenz reduzierenden Ernährung zu sich nehmen können. Der glykämische Index ist ein Diagramm, das die Wirkung eines bestimmten Nahrungsmittels auf den Blutzuckerspiegel einer Person misst und diesen mit Glukose vergleicht. Nahrungsmittel, die einen hohen glykämischen Index aufweisen, verursachen steilere Insulinspitzen, da sie leichter in Glukose umgewandelt werden können. Nahrungsmittel am unteren Ende führen zu einer allmählichen Freisetzung von Insulin, da die komplexe Stärke und ballaststoffhaltige Nahrungsmittel langsam in Glukose umgewandelt werden.

Die Häufigkeit und die Art des Kochens können auch den glykämischen Index der Lebensmittel verändern. Nehmen Sie zum Beispiel die Kartoffel. Kartoffeln neigen dazu, einen hohen glykämischen Index zu haben, der normalerweise zwischen 60 und 90 liegt. Kartoffelpüree und Salzkartoffeln haben in der Regel einen höheren glykämischen Index als Bratkartoffeln. Dies ist auf die Kochmethode zurückzuführen. Kochkartoffeln brauchen viel länger als Bratkartoffeln, und in der langen Kochzeit werden mehr der komplexen Stärken in einfachere Kohlenhydrate aufgespalten, die der Körper leichter in Glukose umwandeln kann. In gleicher Weise haben al dente-Nudeln einen niedrigeren glykämischen Index als vollständig gekochte oder weichere

Teigwaren. Durch den Kochprozess wird ein Teil der Stärke in den Nudeln abgebaut.

Eine letzte Anmerkung zum glykämischen Index, zumindest in diesem Kapitel, ist zu bedenken, dass die meisten Berechnungen des glykämischen Indexes spezifisch für die Portionsgröße sind. Beispielsweise sind Linsen recht niedrig im glykämischen Index, normalerweise um 30. Dies gilt für eine Portion von 150 Gramm oder 1 Tasse. Eine größere Portion hat wahrscheinlich eine größere Auswirkung auf den Blutzucker und damit auf den steigenden Insulinspiegel als eine kleinere Portion.

Die traditionelle moderne medizinische Ernährung bei Typ-2-Diabetes und Insulinresistenz, bei der man sich auf komplexere Kohlenhydrate konzentriert, wird von denjenigen, die eine Insulinresistenz und Typ-2-Diabetes verhindern wollen, besser genutzt. Für diejenigen, die bereits stark gegen Insulin resistent sind oder bei denen Typ-2-Diabetes diagnostiziert wurde, werden kohlenhydratarme Diäten oft recht schnell viel mehr Vorteile bringen.

Kohlenhydratarme Diäten zur Verringerung der Insulinresistenz und zur Umkehrung von Typ-2-Diabetes

Das Verständnis des Prozesses, bei dem Insulin aus der Bauchspeicheldrüse freigesetzt wird, und seiner Rolle bei der Regulierung des Blutzuckerspiegels ist eine relativ neue Erkenntnis. Insulin wurde erstmals in der Mitte des 19. Jahrhunderts entdeckt, aber es wurde erst in den 1920er Jahren extrahiert und gereinigt. Davor war die Behandlung von Typ-2-Diabetes eine kohlenhydratarme bis kohlehydratfreie Diät. Außerhalb dieses Kontexts wurde eine kohlehydratfreie Ernährung vom medizinischen Mainstream der damaligen Zeit als unzureichend für den Menschen angesehen. Ein Entdecker der kanadischen Arktis mit dem Namen Vilhjalmur Stefansson war der erste, der sich Anfang des 20. Jahrhunderts für eine fleischzentrierte Ernährung einsetzte.

Stefansson verbrachte als Arktisforscher viel Zeit im hohen Norden und hatte die Inuit, die Indianer Amerikas, die das ganze Jahr über über dem Polarkreis leben, und ihre eigenartige Ernährung beobachtet. Die Inuit im hohen Norden hatten kaum Zugang zur Landwirtschaft, da es keine Feldfrüchte gibt, die in solch kalten Umgebungen angebaut werden können und die lange Dunkelheit, die den Norden das halbe Jahr überzieht, überleben. Die einzigen fleischlosen Nahrungsquellen der Inuit waren die wenigen gesammelten Beeren und Pflanzen, die in den weniger rauen Sommermonaten wuchsen, sowie Algen. Ansonsten ernährten sie sich ausschließlich von Meeressäugern wie Walen, Walrossen und Robben sowie von arktischen Landsäugetieren wie Karibus und Eisbären.

Die Aufspaltung der Nahrung der Inuit bestand im Allgemeinen zu fünfzig Prozent aus Fett, zu fünfunddreißig Prozent aus Eiweiß und nur zu fünfzehn Prozent aus Kohlenhydraten. Meeressäugetiere neigen dazu, große Fettreserven zu haben, um ihren warmblütigen Körper gegen die eisigen Temperaturen des arktischen Meeres zu isolieren, daher ist es verständlich, dass die Nahrung der Inuit aus so viel Fett besteht. Stefansson würde wie andere Polarforscher mit einer großen Menge westlicher Nahrungsmittel reisen, vor allem Fleisch- und Gemüsekonserven sowie Hardtack, eine Art einfacher Hartknacker, der früher bei langen Seereisen und Militärkampagnen üblich war.

Auf einer seiner Reisen in den Norden verlor Stefanssons Team einen Großteil seiner Vorräte, und sie nahmen eine stärker auf

Inuit ausgerichtete Ernährung an, indem sie Robben und Walrosse erlegten, um zu überleben. Er fand heraus, dass er mit einer solchen Diät gedeihen konnte, und brachte seine Erkenntnisse nach New York zurück, wo sie von der medizinischen Einrichtung gepflückt wurden. Um seine Ergebnisse zu beweisen, nahm Stefansson ein ganzes Jahr lang unter medizinischer Aufsicht eine reine Fleischkost an. Seine kohlehydratfreie Ernährung geht weit über die heute populärere Low-Carb-Diät hinaus, da er zu hundert Prozent Fleischprodukte aß, die alle notwendigen Vitamine und Mineralien zum Überleben aus Rindernieren und anderem Organfleisch erhalten. Am Ende war er vollkommen gesund, als er keine Kohlenhydrate zu sich nahm.

Danach schmachteten kohlenhydratarme Diäten in medizinischer Ungewissheit, bis Robert Atkins in den 1970er Jahren seine Atkins-Diät formulierte. Diese Diät befürwortete eine kurze Periode fast ohne Kohlenhydrate und dann eine schrittweise Erhöhung der Kohlenhydrate in der Ernährung, bis das Ziel der Gewichtsabnahme erreicht war. Zu diesem Zeitpunkt hielt der Diätassistent das Gewicht durch eine mäßig kohlenhydratarme Diät aufrecht. Wie bei Stefansson, Generationen zuvor, haben die konventionellen medizinischen Autoritäten Atkins kohlenhydratarme Diät abgelehnt. Die damals bevorzugte Diät reduzierte den Fettkonsum und bevorzugte Kohlenhydrate. Die Atkins-Diät gewann Anfang der 2000er Jahre an Popularität, und obwohl sie nicht mehr so populär ist wie noch vor zehn Jahren, brachte sie die kohlenhydratarme Ernährung in den Mainstream. Andere kohlenhydratarme Diäten folgten, und heute gibt es eine Vielzahl von kohlenhydratarmen, diätfreundlich verarbeiteten und tiefgefrorenen Lebensmitteln, obwohl diese oft teuer sind und kohlenhydratarme Diätisten ohne sie oft besser dran wären.

Atkin's Diät

Auch wenn die Atkin's-Diät nicht mehr so beliebt ist wie zu ihrem Höhepunkt Anfang der 2000er Jahre, so ist sie doch immer noch eine der beliebtesten kohlenhydratarmen Ernährungsoptionen und kann zur Verringerung der Insulinresistenz und zur Umkehrung von Typ-2-Diabetes eingesetzt werden. Die Atkin's-Diät ist in vier separate Phasen unterteilt. Einleiten, Ausbalancieren, Vorbereitung und Aufrechterhaltung der Diät. Die erste Phase ist besonders hilfreich im Kampf gegen die Insulinresistenz, da sie die Kohlenhydrate auf nur 20 Gramm pro Woche beschränkt. Jede nachfolgende Phase erhöht die Menge der Kohlenhydrate. Nach den Regeln der Atkin's-Diät zählen Ballaststoffe nicht zu den Kohlenhydraten, um die Menge an Kohlenhydraten zu bestimmen, die Sie essen können, da Ballaststoffe nicht verdaut werden können und den Blutzuckerspiegel nicht erhöhen, was zu einem Anstieg des Insulinspiegels führt.

Wenn Sie eine sehr kohlenhydratarme Diät wie die Atkins-Diät in Betracht ziehen, denken Sie daran, dass nicht alle Kohlenhydrate gleich sind und dass dies für die Verringerung der Insulinresistenz besonders wichtig ist. Eine einzige Scheibe Weißbrot enthält 20 Gramm Kohlenhydrate, ebenso wie ein großer Teller mit grünem Blattgemüse. Der Verzehr einer einzigen Scheibe Brot führt zu einem wesentlich höheren Insulinspiegel als der Verzehr eines Tellers mit grünem Blattgemüse. Wenn Sie nach Kohlenhydraten für eine kohlenhydratarme Ernährung suchen, beziehen Sie sich auf den glykämischen Index und halten Sie sich an Kohlenhydrate, die sich im untersten Abschnitt mindestens unter 50 befinden. Dadurch wird sichergestellt, dass die Aufnahme von Kohlenhydraten nur geringe Auswirkungen auf die Erhöhung des Blutzuckers hat.

Die Atkin's-Diät empfiehlt, mindestens zwei Wochen lang in der Induktionsphase zu bleiben, in der Sie die Kohlenhydrate auf unter 20 Gramm beschränken. Wenn Sie möchten, können Sie auch länger als diese zwei Wochen in der Induktionsphase bleiben. Dies kann die Gewichtsabnahme überlasten, da es den Körper in Ketose versetzt. Wie im ersten Kapitel näher erläutert, lebt der Körper, wenn er ausgehungert ist, von dem in der Leber und den Skelettmuskeln gespeicherten Glykogen, bevor er sich den gespeicherten Fettzellen zuwendet und die dort gespeicherten Fettsäuren in Energie für die Körperzellen umwandelt. Durch die Entfernung fast aller Kohlenhydrate aus der Nahrung werden dem Körper Lebensmittel entzogen, die er leicht in Glukose umwandeln kann. Im Grunde genommen wird der Körper dadurch so ausgetrickst, dass er glaubt, er sei am Verhungern, so dass er die Fettspeicher als Brennstoff verwendet. Solange die Diät eine ausreichende Menge an Eiweiß aufnimmt, muss der Körper das Muskelgewebe nicht kannibalisieren, um Zugang zu mehr Aminosäuren zu erhalten.

Bevor Sie die Induktionsphase von Atkins hinter sich lassen, sollten Sie sich vor der Art und den Mengen der Kohlenhydrate hüten, die Sie Ihrer Ernährung hinzufügen. Um die Insulinresistenz zu verringern, halten Sie sich an Kohlenhydrate, die einen niedrigen glykämischen Index haben. Gemüse ist eine der besten Kohlenhydratquellen zu Beginn dieser Diäten, und in der Regel sind Blattgemüse auf dem Index niedriger als Nicht-Blattgemüse und solche, die über dem Boden wachsen, niedriger als solche, die unter dem Boden wachsen. Gemüse enthält auch viele Ballaststoffe, die dazu beitragen, den Anstieg des Insulinspiegels zu verlangsamen. Die meisten Bohnen befinden sich auf der unteren Seite des glykämischen Index und viele von ihnen enthalten auch viel Protein und Ballaststoffe. Beachten Sie, dass der glykämische Index von Dosenbohnen oft viel höher ist als der von Trockenbohnen.

Ketogene Ernährung

Die ketogene Ernährung ähnelt der Induktionsphase der Atkin'schen Diät, in der die Kohlenhydrate stark eingeschränkt sind, so dass der Körper in Ketose bleibt. Die meisten Befürworter ketogener Diäten unterscheiden nicht zwischen den verzehrten Fetten und Proteinen und bevorzugen im Allgemeinen ein höheres Fett-/Proteinverhältnis. Für die Umkehrung des Typ-2-Diabetes und die Verringerung der Insulinresistenz kann die Wahl der Fette jedoch wichtig sein. Trans-Fette wie Margarine oder jedes Fett, das mit "hydriert" oder "teilweise hydriert" gekennzeichnet ist, sollten vermieden werden. Dies sind ungesättigte Fette, die zur Stabilisierung und Konservierung mit einem Wasserstoffatom gesättigt wurden und früher in verarbeiteten Lebensmitteln recht häufig vorkamen. In den letzten 20 Jahren, als sie besser verstanden wurden, haben die von ihnen ausgehenden Gesundheitsrisiken viele Regierungen dazu veranlasst, ihren Zusatz zu verarbeiteten Lebensmitteln zu verbieten. Es ist bekannt, dass sie zu Fettleibigkeit führen und vermutlich zu Typ-2-Diabetes beitragen, obwohl dieser Zusammenhang nicht bewiesen ist. Unabhängig von Ihrem Typ-2-Diabetes-Risiko ist die Vermeidung von Transfettsäuren eine gute Idee.

Das Verbleiben in der Ketose ist in einer ketogenen Ernährung wichtig, sowohl für die Maximierung der Gewichtsabnahme als auch für die Senkung der Insulinresistenz und die Umkehrung des Typ-2-Diabetes. Es gibt verschiedene Produkte auf dem Markt, mit denen sich feststellen lässt, ob Sie an Ketose leiden. Ketonkörper verändern den Atem einer Person, indem sie einen fruchtigen und oft Nagellackentferner Geruch hinzufügen. Es gibt

Keton-Atemanalysegeräte, die in vielen Geschäften oder online gekauft werden können. Ketose kann auch durch die Analyse von Urin bestimmt werden. Ketosestreifen können wie Schwangerschaftstests verwendet werden, um festzustellen, ob sich Ihr Körper in Ketose befindet. Wenn Sie kleine Mengen von Kohlenhydraten in Ihre ketogene Ernährung aufnehmen, verwenden Sie Produkte wie diese, um festzustellen, ob Sie durch die zugefügten Kohlenhydrate aus der Ketose herausgenommen wurden.

Paläo-Diät

Die Paläo-Diät ist eine neuere Modeerscheinung der kohlenhydratarmen Ernährung, die versucht, die Art von Nahrung nachzuahmen, die unsere alten Vorfahren als Jäger und Sammler aßen. Bei dieser Jäger-Sammler-Diät werden alle Kohlenhydrate entfernt, mit Ausnahme derer, die die Vorfahren aus ihrer Umgebung hätten entnehmen können. Dazu gehören Beeren, Nüsse, Obst und einige Gemüsesorten. Zusammen mit diesen "gesammelten" Nahrungsmitteln werden Fleisch und Meeresfrüchte frei gegessen. Um die Insulinresistenz zu verringern und Typ-2-Diabetes rückgängig zu machen, funktioniert diese Ernährung je nach Menge und Art der verzehrten Früchte und Beeren möglicherweise nicht. Unsere Vorfahren aßen diese Nahrungsmittel zwar frei, aber ihr Zugang zu ihnen war recht begrenzt, so dass sie nur einen kleinen Teil ihrer Ernährung ausmachten.

Für eine Person, die an Insulinresistenz oder Typ-2-Diabetes leidet, verursacht eine große Anzahl von Früchten und Beeren Insulinspitzen, was die Wirksamkeit der Ernährung bei der Verringerung der Insulinresistenz verringert. Wenn Sie eine Paläobehandlung wünschen, verwenden Sie den glykämischen Index oder halten Sie sich sogar an die Einschränkungen der

Atkin- oder Ketogen-Diät für Kohlenhydrate, um eine maximale Reduzierung der Insulinresistenz zu erreichen.

Allgemeine Tipps für eine kohlenhydratarme Ernährung und zur Verringerung der Insulinresistenz

Unabhängig von der Art der kohlenhydratarmen Ernährung, für die Sie sich entscheiden, gibt es einige wichtige Dinge zu beachten. Wenn Sie nicht wie Stefansson sind und viel Organfleisch essen, kann eine kohlenhydratarme Ernährung einen Mangel an einigen lebenswichtigen Nährstoffen, wie z.B. Vitamin C, aufweisen. Die Einnahme eines Vitaminzusatzes während einer kohlenhydratarmen Ernährung ist wichtig, um Skorbut oder Rachitis zu vermeiden. Der Verzehr einer angemessenen Menge Blattgemüse liefert mehr lebenswichtige Nährstoffe als Fleisch und Fett allein, aber eine Nahrungsergänzung stellt sicher, dass Sie die erforderlichen Vitamine und Mineralien erhalten.

Ein weiteres, weniger häufiges, aber potenziell ernstes Problem ist eine Eiweißvergiftung oder der Hungertod von Kaninchen. Dies wird durch eine kohlenhydratarme Ernährung verursacht, die nicht genügend Fett enthält und Kaninchenverhungern genannt wird, weil Kaninchen ein extrem mageres Fleisch sind. Wenn man versucht, Kaninchen nach etwa einer Woche allein zu essen, kommt es zu vermehrten Anfällen von Durchfall, Müdigkeit, Kopfschmerzen und einem unstillbaren Hunger. Stefansson hat dies auf einer seiner Arktis-Expeditionen erlebt. Eine kohlenhydratarme Ernährung ohne Fett führt zum Verhungern der Kaninchen, also achten Sie darauf, dass Sie einen angemessenen Anteil an Fett in Ihre kohlenhydratarme Ernährung aufnehmen. Dies wird wahrscheinlich für die meisten kein Problem sein, da es recht einfach ist, Fett zu essen, während man eine Low-Carb-Diät macht.

Intermittierendes Fasten zur Verminderung der Insulinresistenz

Einer der neuesten Trends in der Welt der Ernährung ist das intermittierende Fasten. Das Fasten, also der Verzicht auf Nahrung für eine kurze Zeitspanne, ist seit der Vorgeschichte Teil der menschlichen Kultur und wird in einigen großen Weltreligionen noch immer in gewissem Umfang praktiziert. Für Gläubige des Islam ist beispielsweise das Fasten während der Tagesstunden des heiligen Monats Ramadan eine religiöse Pflicht, und kurze Fastenzeiten sind in mehreren orthodoxen christlichen Glaubensrichtungen sowie in mehreren östlichen Glaubensrichtungen üblich. Wie im ersten Kapitel besprochen, verbraucht der Körper während des Fastens und Hungers das in der Leber und den Skelettmuskeln gespeicherte Glykogen, bevor er sich den in den Fettzellen gespeicherten Fettsäuren als Energiequelle zuwendet. Das intermittierende Fasten nutzt diesen Mechanismus zur Gewichtsabnahme und für die allgemeine Gesundheit.

Beim intermittierenden Fasten zur Verringerung der Insulinresistenz und zur Umkehrung des Typ-2-Diabetes ist es am wirksamsten, wenn es mit einer kohlenhydratarmen Ernährung kombiniert wird, obwohl die Verwendung einer Methode des intermittierenden Fastens mit einer kohlenhydratfreundlichen Ernährung, die sich auf Lebensmittel konzentriert, die einen niedrigeren glykämischen Index aufweisen, ebenfalls eine Verringerung der Insulinresistenz bewirken kann. Bei Personen, die nicht an Insulinresistenz oder Typ-2-Diabetes leiden, kann ein uneingeschränktes intermittierendes Fastenprogramm zwar wirksam zur Verhinderung des Ausbruchs, aber nicht zur Umkehrung des Typ-2-Diabetes beitragen.

Es gibt verschiedene Versionen des intermittierenden Fastens, die von kurzen täglichen Fastentagen, an denen sehr wenig Kalorien verbraucht werden, bis hin zu kalorienfreien Tagen reichen. Diese können kombiniert werden, um größere Effekte zu erzielen. Der folgende Abschnitt beschreibt kurz einige der beliebteren Methoden des intermittierenden Fastens und endet mit einem Beispiel dafür, wie sie kombiniert werden können und wie man mit dem Programm des intermittierenden Fastens allmählich beginnen kann. Eine zusätzliche Vorsicht für Frauen: Es gibt biologische Unterschiede zwischen Männern und Frauen, die das Fasten für Frauen erschweren und zu einigen negativen Nebenwirkungen führen können, insbesondere in Bezug auf ihr Fortpflanzungssystem. Frauen, die mit dem intermittierenden Fasten experimentieren wollen, sollten vorsichtig sein und langsam vorgehen, besonders wenn sie in Zukunft Kinder haben wollen.

Bei jeder Art des intermittierenden Fastens sind Wasser und ungesüßter Tee sowie Kaffee während des Fastens immer erlaubt, und Sie sollten darauf achten, dass Sie immer ausreichend Flüssigkeit zu sich nehmen. Starke körperliche Betätigung während der Fastenzeit, insbesondere zu Beginn des Fastens, wird nicht empfohlen. Bewahren Sie sich jegliche Art von Bewegung auf und sparen Sie sich die anstrengenderen Übungen für die Zeiten, in denen Sie essen.

16:8 Intermittierendes Fasten

Das 16:8 intermittierende Fasten ist eines der am leichtesten auszuführenden. Es handelt sich um ein tägliches Fasten, bei dem man 16 Stunden des Tages auf das Essen verzichtet, während man während der anderen 8 Stunden isst. Da die meisten Menschen im Durchschnitt 8 Stunden am Tag schlafen, geschieht die Hälfte des Fastens im Schlaf, was seine Leichtigkeit noch erhöht. Eine der häufigeren Essenszeiten ist die Zeit von Mittag bis 20 Uhr, aber die tatsächliche Dauer variiert je nach Diät. Einige Menschen bevorzugen die frühmorgendliche Kalorienzufuhr und verschieben das Essenszeitfenster auf einen früheren Zeitpunkt, während andere ein späteres Abendessen bevorzugen und dieses auf bis zu 15 Uhr verschieben.

Es hat sich gezeigt, dass dieses Fasten die Insulinresistenz auch dann verringert, wenn die Essenszeit nicht auf Kohlenhydrate oder Zucker beschränkt ist, aber auch wenn eine kohlenhydratarme Ernährung, bei der einfache Kohlenhydrate und Zucker in der ersten Mahlzeit des Tages vermieden werden, eine stärkere Verringerung der Insulinresistenz bewirkt. Während der Fastenzeit wird der Körper die Glukose der letzten Mahlzeit verwenden, bevor er auf das Glykogen in der Leber und den Skelettmuskeln umschaltet. Dadurch sinkt der Insulinspiegel selbst bei den am stärksten insulinresistenten Personen. Eine Mahlzeit nach dem Fasten, die einen hohen Gehalt an Zucker oder einfachen Kohlenhydraten aufweist, führt zu einer Insulinspitze und zu einem höheren Blutzuckerspiegel.

Während die meisten Befürworter des 16:8-Verhältnisses es täglich verwenden, sollten Sie für eine allmählichere Einführung in den ersten zwei Wochen zwei bis drei Tage pro Woche 16:8 essen. Achten Sie darauf, dass die Tage mit normalen Essenszeiten dazwischen liegen, damit sie noch leichter zu verfolgen sind. Fügen Sie nach jeder Woche einen Tag im Verhältnis 16:8 hinzu, bis Sie jeden Tag 16:8 essen. Zu diesem Zeitpunkt werden Sie die Gewohnheit haben und eher dazu neigen, weiter zu essen. Das 16:8-Fasten hilft, die Insulinresistenz zu verringern, selbst wenn Sie einen Cheat Day haben und zu viel Zucker oder einfache Kohlenhydrate essen. Versuchen Sie einfach, sie selten zu behalten und am nächsten Tag wieder auf den richtigen Weg zu kommen, oder verwenden Sie sogar ein stärkeres Fasten am Tag danach, um Ihren Körper wieder in den Zustand der Fettverbrennung zu bringen.

5:2 Methode

Bei dieser intermittierenden Fastenmethode bezieht sich das Verhältnis auf Fastentage und normale Essenszeiten. Bei 5:2 essen Sie an fünf Tagen in der Woche normal, während Sie sich an zwei nicht aufeinander folgenden Wochentagen auf nur 500 Kalorien beschränken. Dies kann mit einer kohlenhydratarmen Diät kombiniert werden, aber um den Hunger an den 500 Kalorientagen zu stillen, helfen Blattgemüse sowie Bohnen und Getreide mit niedrigem glykämischen Index, den Hunger in Schach zu halten. Rind- und Hühnerbrühen werden auch an den Fastentagen empfohlen, aber seien Sie vorsichtig aufgrund des Natriumgehalts.

Wie bei den 16:8-Methoden kann man sich dem 5:2-Verfahren allmählich nähern, indem man mit einem einzigen Fastentag oder sogar mit einem allmählicheren Fastenniveau beginnt. Reduzieren Sie Ihre Kalorien am gewählten Fastentag für zwei Wochen auf 1000, bevor Sie auf 500 zurückgehen. Fügen Sie einen zweiten Tag der Woche hinzu und gehen Sie zur 5:2-Methode über.

An den fünf Esstagen wird das Festhalten an einer 16:8-Essgewohnheit eine noch stärkere insulinresistenzreduzierende Wirkung haben. Die tägliche Fastenzeit führt zu einem niedrigeren Anfangsblutzuckerspiegel, wenn Sie Ihre erste

Mahlzeit des Tages essen. Dies hat den zusätzlichen Vorteil, dass Ihr 16:8-Essverhalten einfacher zur Gewohnheit wird.

Eat Stop Eat Methode

Mit der Eat Stop Eat Methode haben wir die extremere intermittierende Fasten Methode erreicht. Diese befürwortet eine einzige 24-Stunden-Fastenperiode während der Woche. Ein Fasten, das nach einem großen Abendessen am Vorabend beginnt und mit einem Abendessen am nächsten Tag endet, ist die gebräuchlichste Form der Eat Stop Eat Methode, obwohl es wie bei anderen intermittierenden Fastenarten dem Diätassistenten überlassen bleibt, zu bestimmen, wann er am besten mit dem Fasten beginnt. Einer der anderen Vorteile des Fastens nach einem großen Abendessen ist, dass es das Fasten mit der 16:8-Methode vergleichbarer macht.

Ein 24-Stunden-Fasten kann für manche Menschen zu viel sein und kann Kopfschmerzen sowie Schwindel und Reizbarkeit verursachen. Es ist am besten, in ein solches Fasten hineinzuarbeiten, indem man mehrere Wochen lang an einem 16:8-Fasten festhält, bevor man ein paar weitere Wochen lang ein Fasten im 5:2-Stil mit 500 Kalorien hinzufügt und dann die Kalorien am Fastentag auf Null reduziert. Wie bei anderen intermittierenden Fastenzeiten ist es wichtig, während des Fastens hydriert zu bleiben. Wasser, ungesüßter Tee und Kaffee können nach Belieben konsumiert werden.

Abwechselndes Fasten

Die extremste der in diesem Buch besprochenen Methoden des intermittierenden Fastens, das Alternate Day Fasting, ist genau das, wonach es sich anhört. Man isst einen Tag lang normal und isst am nächsten Tag überhaupt nichts, wobei dieses Muster alle zwei Tage wiederholt wird. Dies kann zu einer erstaunlichen

Verringerung der Insulinresistenz führen, insbesondere in Kombination mit einer kohlenhydratarmen Ernährung, kann aber äußerst schwierig einzuhalten sein. Eine Änderung dieser Methode durch Ersetzen der 500 Kalorientage der 5:2-Methode kann das Einhalten dieser Methode erleichtern. Am Ende kann der Diätler die für seinen Körper und seinen Lebensstil beste Methode des intermittierenden Fastens entdecken.

Übung zur Verringerung der Insulinresistenz

Bewegung ist oft mit einer Ernährungsumstellung im Zusammenhang mit ärztlichen Empfehlungen für Personen, die an Insulinresistenz und sogar an Typ-2-Diabetes leiden, verbunden. In Wirklichkeit ist sie zwar ein viel kleinerer Teil der Lösung als eine Diät, aber in Verbindung mit einer kohlenhydratarmen oder zumindest kohlenhydrat- und zuckerarmen Ernährung wird Bewegung dazu beitragen, Ihren Blutzuckerspiegel wieder auf ein normales Niveau zu bringen. In diesem Abschnitt wird untersucht, wie Sie Ihre Ernährung durch Bewegung ergänzen können, um den Nutzen zu maximieren. Dieser Abschnitt richtet sich eher an diejenigen, die nicht regelmäßig Sport treiben, als an diejenigen, die bereits ein Sportregiment haben. Wenn Sie bereits regelmäßig Sport treiben, machen Sie so weiter und suchen Sie am Ende der Abschnitte nach Tipps für eine kohlenhydratarme Ernährung, um sicherzustellen, dass Sie den größten Nutzen aus Bewegung und Ernährung ziehen.

Mehr Aktivität in Ihr Leben bringen

Für die meisten von uns, die Probleme mit der Insulinresistenz haben, ist die sitzende Lebensweise einer der Faktoren, die uns in diesen Zustand geführt haben. Wenn Sie Zucker und einfache

Kohlenhydrate aus Ihrer Ernährung entfernen, werden Sie einige der Symptome eines hohen Blutzuckerspiegels lindern, da Sie Ihren Insulinspiegel nicht auf die gleiche Weise erhöhen werden. Dies wird wahrscheinlich Ihre Energie erhöhen, und zwar in doppelter Hinsicht, wenn Sie sich an eine ketogene kohlenhydratarme Ernährung halten. Diese zurückkehrende Energie kann dazu verwendet werden, mehr Aktivität in Ihr Leben zu bringen.

Adipositas und Insulinresistenz bilden eine Art Rückkopplungsschleife. Wenn Sie zu viel Zucker und einfache Kohlenhydrate zu sich nehmen, nehmen Sie zusätzliche Pfunde zu sich, während Ihre Zellen gegen Insulin resistenter werden. Ihr Blutzuckerspiegel steigt an, was Ihre Müdigkeit verstärkt und zu weniger Aktivität führt. Letztendlich verlangsamt dies Ihren Stoffwechsel und macht es Ihnen noch leichter, noch mehr Gewicht zuzulegen. Eine kohlenhydratarme Ernährung sowie eine Ernährung, die auf Zucker und einfache Kohlenhydrate verzichtet, wird dazu beitragen, diese Müdigkeit zu lindern. Wenn Sie mehr Aktivität in Ihr Leben bringen, auch wenn Sie sich nur langsam und in kleinen Schritten bewegen, wird dies dazu beitragen, eine positive Rückkopplungsschleife zu etablieren. Wenn Ihre Energie aufgrund Ihrer Ernährung zunimmt, wird es Ihnen leichter fallen, mehr Aktivität in Ihr Leben zu bringen, und Ihre Motivation wird höher sein.

Für diejenigen, die nicht regelmäßig Sport treiben, besteht das Ziel zu Beginn Ihres Plans zur Verringerung Ihrer Insulinresistenz darin, Ihre Aktivität um einen kleinen Betrag zu erhöhen. Wenn Sie sich an eine insulinresistenzreduzierende Diät halten, werden Sie wahrscheinlich immer mehr Energie haben, was später zu einem erhöhten Aktivitätsniveau führt. Aber als

Anfang können Sie es langsam angehen und Wege finden, um Ihrem Tag ein wenig mehr Bewegung zu verleihen.

Ein Schrittzähler oder sogar eine Schrittzähler-App für Ihr Telefon kann sehr nützlich sein, um Ihr Aktivitätsniveau zu verfolgen und es zu steigern. Diese verfolgen die Anzahl der Schritte, die Sie an einem Tag gemacht haben, und die Telefon-Apps verfolgen oft auch die zurückgelegte Entfernung. Um das Beste aus einem dieser Schrittzähler herauszuholen, können Sie damit eine Woche lang jeden Tag Ihre Schritte verfolgen, um Ihre allgemeine Aktivitätsmenge zu bestimmen, bevor Sie weitere hinzufügen.

Der nächste Schritt besteht darin, Ihren Tag zu betrachten und zu versuchen, Orte und Zeiten zu finden, zu denen Sie ein wenig zusätzliche Bewegung hinzufügen können. Eines der ersten Ziele sollte jede längere Zeit im Sitzen sein. Für viele ist dies unvermeidlich. So viele von uns haben Jobs, bei denen wir mehrere Stunden am Tag vor einem Computerbildschirm sitzen und nach der Arbeit den ganzen Tag mit unserer Familie vor dem Fernseher ausruhen. Während langes Sitzen unvermeidlich sein kann, kann man es mit kurzen Aktivitätsphasen unterbrechen. Selbst zwei bis fünf Minuten Bewegung pro Stunde machen zu Beginn Ihrer insulinresistenzsenkenden Behandlung einen Unterschied. Stellen Sie an Ihrem Telefon einen Timer für eine Stunde ein, während Sie bei der Arbeit oder beim Veggen vor dem Fernseher sitzen. Sobald er losgeht, stehen Sie auf, strecken Sie sich und gehen Sie schnell zum Wasserkühler, zur Küche, zum Pausenraum usw.

Für diejenigen, die oft mit dem Auto fahren, gibt es einige einfache Möglichkeiten, weitere Schritte hinzuzufügen, indem man an verschiedenen Stellen parkt. Wenn Sie zum Lebensmittelgeschäft gehen, parken Sie immer weiter entfernt vom Geschäft. Wenn Sie keinen Parkplatz am Arbeitsplatz zugewiesen haben, parken Sie weiter vom Eingang entfernt. Wenn Ihre Reise Sie zu mehreren Orten führt, die nicht allzu weit voneinander entfernt sind, parken Sie an einem davon und gehen Sie zu Fuß zu den anderen. Das Hinzufügen von kleinen Knöchel- oder Armgewichten während des Gehens kann den Nutzen, den Sie aus Ihrer erhöhten Aktivität ziehen, noch verstärken. Diese kleinen Schritte werden sich summieren, und wenn Ihr Energiepegel steigt, werden Sie bereit und willens sein, ein wenig mehr Aktivität hinzuzufügen.

Bewegung in die Ernährung zur Verringerung der Insulinresistenz aufnehmen

Wenn Sie Fortschritte machen und Ihre Routine um weitere Aktivitäten erweitern möchten, sollten Sie einige Dinge beachten. Bewegung führt zu einer Abnutzung Ihrer Muskeln, und Sie benötigen einen stetigen Strom von Proteinen, die über die Nahrung in Ihren Körper gelangen, damit Ihre Muskeln heilen und sich wieder aufbauen können. Wenn Sie nicht genügend Protein aufnehmen, muss Ihr Körper Ihre Muskelzellen für die Aminosäuren, die für diese Reparaturen benötigt werden, verwenden. Die gute Nachricht ist, dass eine kohlenhydratarme Ernährung fast garantiert, dass Sie genügend Protein erhalten. Es ist möglich, nicht genug Protein zu essen, indem man einfach Zucker und einfache Kohlenhydrate vermeidet, aber außerhalb einiger Vegetarier ist dies auch unwahrscheinlich. Wenn Sie Vegetarier sind oder sich vegetarisch ernähren wollen, stellen Sie sicher, dass Sie genügend Eiweiß zu sich nehmen.

Die Hydrierung ist ebenso wichtig. Achten Sie beim Sport darauf, dass Sie genügend Wasser trinken. Anstrengende sportliche Betätigung kann zu einem Flüssigkeitsverlust durch Schweiss führen, und Ihr Körper braucht Wasser. Achten Sie darauf, dass Sie vor dem Sport, während und nach dem Sport ausreichend mit Wasser versorgt sind. Da Sie eine Diät einhalten werden, die auf Zucker verzichtet, sollten zuckerhaltige Getränke als Quelle zur Hydrierung vermieden werden. Wasser ist Ihre beste Wahl.

Was die Art der Übungen betrifft, so gibt es grundsätzlich zwei verschiedene Arten - aerob und anaerob. Aerobes Training erhöht die Herzfrequenz über einen längeren Zeitraum. Laufen, Radfahren und Gehen sind Beispiele für aerobe Übungen. Anaerobes Training hingegen ist eine kurze und intensive Übung. Gewichtheben ist das Standardbeispiel für anaerobe Übungen, aber auch Intervalltraining und kurze Sprints sind anaerobe Übungen. Beide Arten können eine wichtige Rolle bei der Verringerung der Insulinresistenz spielen.

Bei aeroben Übungen ist es wichtig, eine kurze Aufwärm- und Abkühlphase zu haben, um die größere Anstrengung der Übung zu bewältigen. Nehmen Sie sich fünf Minuten Zeit, um sich zu dehnen und zu gehen, bevor Sie joggen oder zügiger gehen. Danach sollten Sie langsamer werden und fünf Minuten lang langsam weiterlaufen. Dadurch wird der Körper auf die Übung vorbereitet, was zu einer geringeren Belastung führt und es dem Körper ermöglicht, langsam zu weniger Aktivität zurückzukehren und die Muskelspannung zu reduzieren.

Krafttraining kann ein wirksames Mittel sein, um Ihren Stoffwechsel anzukurbeln, auch wenn Sie keine großen oder prallen Muskeln wünschen. Die Arbeit mit den Muskeln erfordert Treibstoff für die Muskelzellen, den sie aus dem Blutzucker erhalten, wodurch ihr Niveau gesenkt wird. Größere Muskeln verbrennen auch dann mehr Brennstoff, wenn sie nicht gebraucht werden, was zu einem Anstieg des Stoffwechsels führt.

Widerstandstraining mit Bändern oder Gewichten kann besonders hilfreich sein, um die Muskeln zu stärken und die Ausdauer zu erhöhen. Bei der Wahl eines Ruhe-Trainingsschemas ist darauf zu achten, dass die Muskelgruppen rotieren und nicht an aufeinander folgenden Tagen die gleichen Gruppen trainieren. Dies gibt Ihren Muskeln Zeit, sich zu erholen und verhindert eine Muskelbelastung.

Weniger Stress zur Unterstützung der Verringerung der Insulinresistenz

Stress kann in der modernen Welt ein fast unausweichlicher Bestandteil des Lebens sein, und dass übermäßiger Stress zumindest indirekt zur Insulinresistenz und zum Typ-2-Diabetes beitragen kann. Stress kann zu schlechter Ernährung beitragen, indem er Menschen dazu drängt, zuckerhaltige Snacks zu essen oder bei ihrer Ernährung zu betrügen. Stress kann auch zu Depressionen führen und die Motivation untergraben. Achtsamkeitsübungen, eine Form der kurzen Meditation, haben sich als wirksam erwiesen, um übermäßigen Stress einzudämmen.

Einige Achtsamkeitsübungen können mit sportlichen Übungen kombiniert werden. Yoga kann eine Form von Achtsamkeitsübung sein, und Sie können auch eine Geh-Meditation durchführen. Während eines kurzen Spaziergangs sollten Sie Ihren Geist vorher mit ein paar tiefen und langsamen Atemzügen klären. Konzentrieren Sie sich auf das Gefühl der Atmung, ein und aus, ein und aus. Beginnen Sie mit dem Gehen und konzentrieren Sie sich dabei auf das Gefühl, dass Ihre Füße bei jedem Schritt auf den Boden aufschlagen. Während Sie weitergehen, bewegen Sie Ihren Fokus langsam durch Ihre Beine, Ihren Oberkörper und Ihre Arme nach oben und konzentrieren

Sie sich schließlich auf die Sinne, die Gerüche, das Gefühl der kühlen oder heißen Luft im Gesicht und die Geräusche um Sie herum. Eine fünfminütige Geh-Meditation kann helfen, den Stress zu vertreiben.

Machen Sie auch Ihre Mahlzeiten zu Meditationen, wo Sie die Möglichkeit dazu haben. Wie alles andere in der modernen Welt essen wir oft auf der Flucht. Wenn Sie können, essen Sie Ihre Mahlzeit langsam und konzentrieren Sie sich zumindest bei den ersten Bissen voll auf das Gefühl des Essens. Denken Sie an die Texturen und Aromen, die Sie schmecken, und an das Gefühl des Kauens und Schluckens. Dies wird nicht nur den Stress abbauen, sondern es hat sich gezeigt, dass langsameres Essen einen Einfluss auf die Menge hat, die eine Person isst. Es ist wahrscheinlicher, dass Sie weniger essen, wenn Sie langsamer essen, da die Signale im Magen, die Ihrem Gehirn mitteilen, dass es voll ist, einige Minuten brauchen, um zu wirken, Minuten, in denen Sie sich möglicherweise überessen haben.

Achtsamkeitsübungen sind nicht für jeden geeignet, aber sie können ein wirksames Mittel sein, um Stress abzubauen. Wenn die wenigen oben genannten Übungen nicht Ihr Stil sind, gibt es noch viele weitere, die Sie im Internet und in Büchern über Meditation und Achtsamkeit entdecken können. Wenn Sie überfordert sind, sind Sie letztlich die beste Person, um zu bestimmen, was für den Abbau Ihres eigenen Stresses funktioniert. Was auch immer das ist, tun Sie es... solange es nicht an zuckerhaltigen Snacks knabbern ist!

Kapitel 5: Essen für niedrigere Blutzuckerwerte

Die Art und Menge der verschiedenen verzehrten Nahrungsmittel, insbesondere Zucker und einfache Kohlenhydrate, sind die Hauptursache für Insulinresistenz und Typ-2-Diabetes. Es überrascht nicht, dass eine Ernährung, die Zucker und einfache Kohlenhydrate vermeidet, auch der Schlüssel zur Verringerung der Insulinresistenz und zur Umkehrung des Typ-2-Diabetes ist. Während im letzten Kapitel verschiedene Diäten zur Kontrolle von Blutzuckerspitzen diskutiert wurden, wird in diesem Kapitel viel tiefer in das Thema Nahrungsmittel eingedrungen, wenn es darum geht, die Insulinresistenz zu verringern.

Das Kapitel beginnt mit einem eingehenden Blick auf den glykämischen Index und darauf, wie Sie ihn zur Auswahl von Lebensmitteln verwenden, die Blutzuckerspitzen minimieren. Dabei werden sowohl Lebensmittel betrachtet, die bekanntermaßen die Insulinresistenz bekämpfen, als auch solche, die am meisten vermieden werden sollten. Danach wird eine Diskussion über die Nährwertkennzeichnung eingeleitet, um Ihnen alle Informationen zu geben, die Sie benötigen, um schnell die Wirkung von Lebensmitteln auf Ihren Blutzuckerspiegel zu bestimmen, sowie Ihre Netto Kohlehydrate, wenn Sie einen niedrigen Kohlenhydratspiegel haben.

Glykämischer Index und glykämische Belastung

Das vorige Kapitel hat kurz das Konzept des glykämischen Indexes erwähnt, die Anzeige, die die Wirkung eines bestimmten Nahrungsmittels auf den Blutzuckerspiegel mit der Wirkung von Glukose vergleicht. Glukose erhält einen glykämischen Index von

100, und Lebensmittel, die unter den glykämischen Index von 50 fallen, gelten als Lebensmittel mit niedrigem GI. Lebensmittel zwischen 50 und 70 haben einen mittleren GI, Vollwertlebensmittel mit Werten über 70 sind Lebensmittel mit hohem GI. Zur Vorbeugung von Insulinresistenz und Typ-2-Diabetes reicht es oft aus, sich an Lebensmittel zu halten, die im niedrigen und mittleren Bereich liegen, aber für diejenigen, die eine bestehende Insulinresistenz verringern und Typ-2-Diabetes umkehren wollen, ist es am besten, sich an Lebensmittel am unteren Ende der Tabelle zu halten.

Für die meisten Lebensmittel liefert der glykämische Index genügend Informationen, aber er kann in Verbindung mit der glykämischen Belastung verwendet werden, um die Wirkung einer bestimmten Menge von Lebensmitteln auf Ihren Blutzucker besser zu bestimmen. Eine einzige Einheit der glykämischen Belastung entspricht in etwa der Wirkung eines einzigen Gramm Glukose. Um die glykämische Belastung zu bestimmen, ist ein wenig Mathematik erforderlich, aber wir werden sie langsam und mit mehreren Beispielen durchgehen, damit auch die Mathematik-Phobiker unter Ihnen verstehen können.

• Schritt 1: Bestimmen Sie den glykämischen Index des betreffenden Lebensmittels. Hier wird das Internet Ihr Verbündeter sein, da mehrere Websiten den glykämischen Index für die meisten gängigen Lebensmittel enthalten. www.glycemicindex.com ist eine gute Website, die nicht nur den glykämischen Index und die Menge der gängigen Lebensmittel enthält, sondern diese auch für vorverpackte Lebensmittel berechnet.

• Schritt 2: Mit der Glykämischen Indexzahl des Lebensmittels wird im nächsten Schritt die Bestimmung der Kohlenhydrate in der Portionsgröße vorgenommen. Bei vielen Lebensmitteln kann dies anhand der Nährwertangaben auf der Verpackung bestimmt werden. Beachten Sie jedoch, dass viele verpackte Lebensmittel eine kleinere Portionsgröße aufweisen, als die durchschnittliche Person essen würde. Schauen Sie sich das Etikett unter den Kohlenhydraten an. Nehmen Sie die Gesamtzahl der Kohlenhydrate in Gramm und subtrahieren Sie von dieser Zahl die Gramm Ballaststoffe. Ballaststoffe sind unverdaulich, so dass sie nicht zu den Netto Kohlehydrate Stoffen gezählt werden. Wenn Sie sich eine einzelne Portion nach der Verpackung ansehen, gehen Sie zum nächsten Schritt über. Wenn Sie die glykämische Belastung mehrerer Portionen bestimmen müssen, multiplizieren Sie die Netto Kohlehydrate mit der Anzahl der Portionen.

- Schritt 3: Multiplizieren Sie die Nettokohlenhydrate in der Menge des Lebensmittels mit dem glykämischen Index und teilen Sie diese Zahl dann durch 100. Dies ist die glykämische Belastung.

Beispiele sind oft der beste Weg für Menschen, um die Mathematik zu verstehen. Eine einzige Scheibe Weißbrot wiegt etwa 30 Gramm und enthält 14 Gramm Netto Kohlenhydrate. Der glykämische Index liegt bei 71. 71 x 14 = 980 und 980 / 100 = 9,8 bedeutet, dass eine einzelne Scheibe Brot eine glykämische Belastung von 9,8 hat. Die glykämische Belastung für zwei Brotscheiben würde die gleiche Formel mit der doppelten Menge an Netto Kohlenhydrate verwenden, also 71 x 28 (14 x 2) = 1.988. 1,988 / 100 = 19.88.

Einige Lebensmittel haben einen trügerisch hohen glykämischen Index, weil er die Menge der Kohlenhydrate nicht berücksichtigt. Die Wassermelone ist ein Beispiel dafür. Eine 120-Gramm-

Portion Wassermelone hat einen glykämischen Index von 80, aber sie besteht hauptsächlich aus Wasser, so dass sie nur 6 Gramm Netto Kohlehydrate pro 120-Gramm-Portion enthält. 80 x 6 = 480. 480 / 100 = 4.8. Während also Wassermelone ein Lebensmittel mit hohem glykämischen Index ist, ist ihr glykämischer Index relativ niedrig.

Andere Lebensmittel tendieren in die entgegengesetzte Richtung. Vollkornspaghetti sind ein gutes Beispiel. Eine 180-Gramm-Portion Vollkornspaghetti hat einen Glykämischen Index von 37, was ziemlich niedrig ist, aber sie enthält 36 Gramm Netto Kohlehydrate. 37 x 36 = 1,332. 1.332 / 100 = 13,32, im Mittelgrund der glykämischen Belastungen.

Zur Senkung der Insulinresistenz und zur Umkehrung des Typ-2-Diabetes werden glykämische Belastungen unter 10 bevorzugt, während Belastungen über 15 vermieden werden sollten. Um die größte Wirkung zu erzielen, sollten die folgenden Richtlinien befolgt werden. Bei Lebensmitteln mit einem Glykämischen Index von 50 oder darunter sollten Lebensmittel mit einer glykämischen Belastung über 10 vermieden werden. Bei Lebensmitteln mit einem glykämischen Index über 50 sollten Lebensmittel mit einem glykämischen Anteil über 5 vermieden werden.

Diätler, die eine kohlenhydratarme Diät anwenden, um in der Ketose zu bleiben, sollten Lebensmittel wählen, die noch niedrigere Werte für den glykämischen Index und die Glykämiebelastung aufweisen, wenn sie sich dafür entscheiden, ihrer Ernährung kohlenhydrathaltige Lebensmittel hinzuzufügen. Fügen Sie Lebensmittel mit einem glykämischen Index von 40 oder niedriger hinzu, solange ihre glykämische Belastung unter 8 liegt, und fügen Sie bei Lebensmitteln mit einem glykämischen Index von 40 oder mehr nur Lebensmittel mit einer glykämischen Belastung unter 4 hinzu. Dadurch wird sichergestellt, dass der Blutzuckeranstieg durch die zugefügten Kohlenhydrate allmählich erfolgt und eine Insulinspitze vermieden wird. Die Zugabe dieser Kohlenhydrate als Teil einer Mahlzeit, die auch Ballaststoffe, Proteine und Fett enthält, verlangsamt die Insulinausschüttung weiter.

Lebensmittel, die zur Verringerung der Insulinresistenz beitragen

Während die oben genannten Informationen über den glykämischen Index und die Belastung verwendet werden können, um allgemein die besten Arten von Lebensmitteln zur Verringerung der Insulinresistenz zu finden, gibt es auch einige spezifische Lebensmittel, die bestimmte Nährstoffe enthalten, die nachweislich die Insulinresistenz verringern. Zu diesen Nährstoffen gehören Antioxidantien, Omega-3-Öle sowie Kräuter und Gewürze mit insulinähnlicher Wirkung, die den Blutzuckerspiegel senken können.

Kräuter und Gewürze sind besonders bemerkenswert, da sie mit Aromen vollgepackt sind und gleichzeitig wenig oder gar keine Kalorien haben. Eines der Hauptprobleme, das die Menschen mit dem Durchhalten an einer Diät haben, ist die Langeweile. Bei kohlenhydratarmen Diäten kann man viel Fleisch essen und bei kohlenhydratfreundlichen Diäten Lebensmittel mit niedrigem glykämischen Index wie Linsen und Quinoa, aber das kann sich wiederholen. Mit Kräutern und Gewürzen kann man den Geschmack verändern und eine Routinemahlzeit exotisch machen. Basilikum, das in der italienischen und thailändischen Küche ausgiebig verwendet wird, kann eine blutzuckersenkende Wirkung haben, ebenso wie Kreuzkümmel und Kurkuma, übliche

Gewürze in Currys. Zimt ist ein weiteres Gewürz mit insulinähnlicher Wirkung. Stevia ist ein neuerer kalorienfreier Süßstoff pflanzlichen Ursprungs und kann verwendet werden, um gelegentlich Ihre Naschkatze zu verwöhnen, ohne dass Sie zu sehr betrügen.

Omega-3-Fettsäuren sind ein wichtiger Nährstoff, der sich bei einer Vielzahl von Gesundheitsproblemen positiv auswirkt. Sie senken die Triglyceridwerte im Blut und reduzieren damit das Risiko von Herzerkrankungen, sie können bei der Bewegung der Gelenke bei Arthritis helfen und möglicherweise sogar das Risiko von Depressionen senken. Es gibt auch einige Hinweise darauf, dass sie bei der Verringerung der Insulinresistenz helfen können. Fette Fische wie Lachs, Thunfisch und Sardinen sind ebenso wie Nüsse eine gute Quelle für Omega-3-Fettsäuren. Omega-3-Fettsäuren sind auch in Form von Nahrungsergänzungsmitteln erhältlich, und seit kurzem sind Eier mit einem hohen Gehalt an Omega-3-Fettsäuren allgemein verfügbar. Diese werden von Hühnern gelegt, die mit einem hohen Omega-3-Futter gefüttert werden. Alle diese Futtermittel eignen sich hervorragend für eine kohlenhydratarme und kohlenhydratfreundliche, insulinresistente, reduzierende Ernährung.

Antioxidantien sind Verbindungen, die die Oxidation hemmen. Die Oxidation von Stahl erzeugt Rost und Korrosion. Im Inneren des Körpers führt die Oxidation zur Bildung von freien Radikalen, die sich sowohl an die DNA als auch an Proteine binden können. Dies führt zu Zellschäden. Einige der Komplikationen von Diabetes, wie z.B. Nervenschäden, werden durch freie Radikale verursacht. Die Zugabe von Antioxidantien in die Nahrung kann helfen, diese Schäden umzukehren, da die Insulinresistenz gesenkt wird. Einige Früchte und Beeren sind reich an Antioxidantien, wie z.B. Blaubeeren, Erdbeeren, Himbeeren und

Trauben. Auch dunkle Schokolade hat einen hohen Gehalt an Antioxidantien. Diese Nahrungsmittel sollten in Maßen zugegeben werden, da sie alle Zucker enthalten und bei übermäßigem Verzehr zu Blutzuckerspitzen führen. Zu den weniger zuckerhaltigen Lebensmitteln mit einem hohen Anteil an Antioxidantien gehören dunkelgrünes Gemüse, Nüsse und Süßkartoffeln.

Probiotika sind auch ein potentielles Mittel zur Reduzierung der Supernahrung für Insulinresistenz. Der menschliche Körper wimmelt von verschiedenen Kolonien von Mikroorganismen wie Bakterien, Viren und sogar Pilzen. Tatsächlich gibt es in diesen Kolonien dreimal so viele Zellen wie menschliche Zellen im Körper. In den meisten Fällen sind diese Kolonien von Mikroorganismen von Vorteil. Bei der Insulinresistenz sind die wichtigsten Kolonien von Mikroorganismen im menschlichen Körper die Darmflora. Vom Namen her haben Sie wahrscheinlich erraten, wo diese Kolonien leben, nämlich im Magen-Darm-Trakt. Wie in Kapitel drei kurz besprochen, kann eine westliche Ernährung, die reich an Zucker und anderen einfachen Kohlenhydraten, aber ohne Ballaststoffe und komplexe Kohlenhydrate ist, zu einer weniger vielfältigen Darmflora führen, die sowohl zu Übergewicht als auch zu Insulinresistenz und Typ-2-Diabetes beitragen kann.

Es sind verschiedene Nahrungsmittel erhältlich, die probiotische lebendige Kulturen enthalten, und es sind auch probiotische Nahrungsergänzungsmittel erhältlich. Um den größtmöglichen Nutzen aus diesen Probiotika zu ziehen, hilft eine Erhöhung der Menge an Ballaststoffen und komplexen Kohlenhydraten in Form von Blattgemüse, Ihre neue Darmflora zu ernähren. Kultivierte Milchprodukte wie Joghurt und Buttermilch sind Quellen für Probiotika sowie einige Käsesorten. Brie, Gouda und Cheddar von höherer Qualität sind gute Käsesorten, um Probiotika zu finden. Fermentierte Produkte sind eine weitere Quelle für Probiotika, dazu gehören Kimchee, Sauerkraut, Miso und Tempeh. Wenn Sie einige dieser Produkte in Ihre Ernährung aufnehmen wollen, sollten Sie auf den Gehalt an Kohlenhydraten und Zucker achten. Kimchee und Sauerkraut enthalten ebenso wie Miso ein wenig Zucker.

Nahrungsmittel, die Insulinspitzen verursachen

Inzwischen sind Sie wahrscheinlich mit den Lebensmitteln vertraut, die Sie vermeiden müssen - Zucker und einfache Kohlenhydrate. In diesem Abschnitt werden einige spezifische Lebensmittel betrachtet, die mit Zucker und anderen einfachen Kohlenhydraten, die die größten Insulinspitzen verursachen, verpackt sind. Im Idealfall sollten diese Nahrungsmittel vollständig vermieden werden, zumindest bis sich Ihre Insulinresistenz normalisiert hat, und selbst dann sind sie am besten in Maßen zu meiden. Wenn Sie sie konsumieren, sollten Sie dies sparsam tun und gleichzeitig andere Nahrungsmittel essen, die den Blutzuckerspiegel weniger stark ansteigen lassen. Nehmen Sie zum Beispiel weißen Reis. Die Japaner essen oft weißen Reis nur mit Furikake, einer Gewürzmischung aus Fisch, Algen, Sesam, Zucker und Salz. Der Verzehr würde zu einer Insulinspitze führen. Der Verzehr der gleichen Menge Reis, gekrönt mit gebratenem Rindfleisch und Brokkoli, würde zu einem allmählicheren Anstieg des Insulins führen, da Rindfleisch und Brokkoli die Absorption verlangsamen würden. Stellen Sie nur sicher, dass Sie keine zuckerreiche Soße verwenden!

Die Nahrungsmittel, die die größten Insulinspitzen erzeugen, sind zuckerhaltige Erfrischungsgetränke. Diese sind im Grunde nur Zucker in Wasser und führen zu einem sofortigen Anstieg des

Insulinspiegels. Angesichts ihrer preiswerten Natur und ihrer Verfügbarkeit in großen Mengen ist es unglaublich einfach, zu viel von zuckerhaltigen Erfrischungsgetränken zu trinken. Eine Dose Cola hat einen glykämischen Index von 63 und enthält 42 Gramm Zucker. 63 x 42 = 2.646 / 100 = eine glykämische Belastung von 26,46. Eine 22-Unzen-Flasche hat eine glykämische Belastung von 41,58. Das entspricht dem Verzehr von 41,58 Gramm Glukose und einer riesigen Insulinspitze. Diät-Soda kann als Ersatz verwendet werden, aber es gibt einige Hinweise darauf, dass künstliche Süßstoffe selbst kleine Insulinspritzen verursachen können, wenn auch ohne einen Anstieg des Blutzuckers. Wasser ist eine bessere Alternative, und für diejenigen, die Blasen in ihrem Wasser bevorzugen, sind Selters, die mit einer kleinen Menge Zitronen- oder Limettensaft aromatisiert sind, eine ausgezeichnete Alternative zu Soda.

Auch andere nicht flüssige Süßspeisen wie Gebäck, Süßigkeiten und zuckerhaltiges Getreide stehen ganz oben auf der Liste der Dinge, die man ganz vermeiden sollte. Dies kann für Naschkatzen schwierig sein. Eine kleine Menge dunkler Schokolade kann die Schokoholiker sättigen, und es gibt zuckerfreie Süßigkeiten auf dem Markt, die Zuckeralkohole anstelle von Zucker als Süßungsmittel verwenden. Zuckeralkohole bieten Süße ohne die Blutzuckerspitze von normalen Zuckern, aber sie haben ihre eigenen Nachteile. Im Übermaß konsumiert, können Zuckeralkohole eine ausgeprägte abführende Wirkung haben. Die genaue Menge an Zuckeralkoholen, die die abführende Wirkung hervorrufen, ist von Person zu Person verschieden, so dass sie am besten sparsam verwendet werden, wenn Sie ein besonderes Verlangen haben.

Der letzte Bereich der Lebensmittel, den Sie generell ganz vermeiden sollten, sind raffinierte Kohlenhydrate und verarbeitete Lebensmittel. Bei der Raffination von Körnern wie Reis und Weizen werden umso mehr Faseranteile aus dem Korn entfernt, so dass das Endosperm leichter verdaulich ist. Dadurch wird der Zucker in diesen Körnern für den Körper leichter verfügbar, um ihn in Glukose umzuwandeln, was eine Insulinspitze verursacht. Der Verzehr von Vollkorngetreide wird den Blutzucker immer noch erhöhen, jedoch mit einer viel langsameren Rate. Verarbeitete Lebensmittel sind oft sowohl mit raffiniertem Getreide als auch mit zugesetztem Zucker verpackt. Der nächste Abschnitt befasst sich mehr mit der Nährwertkennzeichnung, so dass Sie diese raffinierten Körner und zugesetzten Zucker in verarbeiteten Lebensmitteln am besten vermeiden können. Es gibt viele Online-Ressourcen für Rezepte, die einige verarbeitete Lebensmittel imitieren, indem sie Lebensmittel am unteren Ende des glykämischen Indexes verwenden. Blumenkohl-Krusten-Pizza zum Beispiel ersetzt die Brotkruste einer Pizza durch eine aus geriebenem Blumenkohl, Eiern und Käse hergestellte Pizza. Sie ist keine perfekte Annäherung an eine Pizzakruste aus Weizen, sondern kommt ohne die Steigerung des Insulin aus.

Wie man Nährwertkennzeichnungen interpretiert

Unabhängig davon, ob Sie sich im Rahmen Ihrer Strategie zur Verringerung der Insulinresistenz und zur Umkehrung des Typ-2-Diabetes für eine kohlenhydratarme oder kohlenhydratfreundliche Ernährung entscheiden, wird Ihnen das Erlernen der Nährwertkennzeichnung bei Ihrer Ernährung helfen. Die Nährwertkennzeichnung ändert sich häufig, und die neueren Änderungen wie die Kennzeichnung des Transfetts sowie des zugesetzten Zuckers liefern noch mehr Informationen, die für die Senkung der Insulinresistenz wichtig sind. In diesem Abschnitt werden die wichtigsten Teile der derzeit in den

Vereinigten Staaten verwendeten Nährwertkennzeichnungen vorgestellt und erläutert, wie Sie diese am besten verwenden können.

Oben auf den Nährwertkennzeichnungen sind die Portionsgröße und die Portionen pro Behälter angegeben. Die Portionsgröße kann nach Menge angegeben werden, z.B. 1/2 Becher, aber sie wird auch in Gewicht angegeben, normalerweise in Gramm. Ein üblicher Trick der Lebensmittelhersteller ist die Angabe einer kleineren Portionsgröße, damit die auf der Packung aufgeführten Kalorien kleiner aussehen. Soda wird in 20-Unzen-Flaschen verkauft, die früher eine Portionsgröße von 8 Unzen beanspruchten. Wenn Sie mehr als die angegebene Portionsgröße verbrauchen, müssen Sie die anderen Angaben auf dem Etikett mit der Menge der Portionen, die Sie gegessen haben, multiplizieren.

Wenn Sie bei der Bestimmung der Anzahl der Portionen, die Sie essen werden, besonders genau sein wollen, ist eine digitale Küchenwaage eine gute Investition. Es gibt mehrere davon für nur 10 Dollar auf dem Markt. Kaufen Sie eine mit Tara- oder Nullstellungsfunktion. Damit können Sie eine Schüssel auf die Waage stellen und das Gewicht auf Null stellen, bevor Sie das Essen hinzufügen. Um sie mit Nährwertkennzeichnungen zu verwenden, fügen Sie die Menge hinzu, die Sie zu essen beabsichtigen, und notieren Sie die Grammmenge auf der Waage. Dividieren Sie diese Zahl durch die Gramm pro Portion, um die tatsächliche Menge an Portionen zu erhalten, die Sie essen werden. Dies ist die Zahl, die Sie benötigen, um den Rest des Etiketts zu lesen.

Dies könnte mit einem Beispiel leichter zu verstehen sein. Sagen wir, ich habe eine große Tüte mit neonorangenen Käsebällchen.

Auf dem Etikett steht, dass eine Portion etwa 21 Stück oder 28 Gramm beträgt. Ich stelle meine Naschschüssel auf die Waage und drücke den Tara- oder Null-Knopf, um das Gewicht wieder auf Null zu setzen, und füge dann meine Käsebällchen hinzu. Die Waage zeigt 78 Gramm an. Um also zu bestimmen, wie viele Portionen ich naschen werde, muss ich diese Zahl durch die Anzahl der Gramm einer Portion teilen, 78 / 28 = 3,7, so dass mein Snack tatsächlich 3,7 Portionen beträgt und ich die Angaben auf dem Etikett mit 3,7 multiplizieren muss, um eine genaue Aufstellung dessen zu erhalten, was ich essen werde.

Die nächste Zeile der Nährwertkennzeichnung ist die Kalorienmenge. Die Kalorien stellen die potenzielle Energie in der Nahrung dar, die Ihr Körper zur Versorgung seiner Zellen verwenden kann. Wie in den vorhergehenden Kapiteln besprochen, werden Kalorien, die nicht als Energiequelle verwendet werden, im Fett für die spätere Verwendung gespeichert, insbesondere einfache Kohlenhydrate und Zucker. Zur Gewichtsabnahme müssen Sie mehr Kalorien verbrennen als Sie essen, aber zur Verringerung der Insulinresistenz sind die Mengen an einfachen Kohlenhydraten und Zucker noch wichtiger. Wenn ich mir meinen Käsebällchen-Snack anschaue, beträgt der Kaloriengehalt pro Portion 160, aber als ich 3,7 Portionen ausgießte, waren 592 Kalorien in meiner Snackschale.

Da wir bei den Nährwertkennzeichnungen weiter unten stehen, ist es wichtig, auf eine der Grundlagen hinzuweisen, auf denen diese Kennzeichnungen basieren, nämlich die tägliche Kalorienaufnahme und den entsprechenden Tageswert. Diese werden auf der Grundlage einer Ernährung mit 2.000 Kalorien pro Tag ermittelt, die die Food and Drug Administration als die richtige Zufuhr für einen durchschnittlichen Erwachsenen festgelegt hat. Ihre tägliche Ernährung wird variieren. Die

Tageswerte stellen die Menge der Nährstoffe dar, die die FDA für die tägliche Aufnahme empfiehlt. Bei der Bekämpfung der Insulinresistenz und der Umkehrung des Typ-2-Diabetes werden einige dieser Werte unterschiedlich sein.

Die FDA empfiehlt, dass 45 bis 65 Prozent Ihrer Kalorien aus Kohlenhydraten stammen, während 20 bis 35 Prozent aus Fetten und 10 bis 35 Prozent aus Proteinen stammen. Es liegt auf der Hand, dass für diejenigen, die eine kohlenhydratarme Ernährung anwenden, die empfohlene Menge an Kohlenhydraten pro Tag nicht ausreicht, und diejenigen, die ihre Kohlenhydrate nicht einschränken, mit einem geringeren Prozentsatz an Kohlenhydraten, insbesondere einfachen Kohlenhydraten und Zucker, besser bedient wären.

Unterhalb der Kalorien pro Portion sind die Angaben für Fett aufgeführt. Dies beinhaltet separate Zeilen für gesättigte Fette und Transfette. Vermeiden Sie alle Lebensmittel mit Transfetten, da sie nachweislich mehrere negative gesundheitliche Folgen haben. Gesättigte Fette waren in den letzten siebzig Jahren ein Bereich, der Anlass zur Sorge gab. Es gibt einige Hinweise darauf, dass sie zu Herzkrankheiten beitragen, aber die Forschung auf diesem Gebiet ist etwas unschlüssig. Einige Studien zeigen einen Zusammenhang, andere nicht. Personen, die sich kohlenhydratarm ernähren, nehmen oft größere Mengen gesättigter Fette zu sich als empfohlen, ohne dass dies negative Auswirkungen hat. Bei meinem Beispiel von Käsebällchen beträgt das Gesamtfett 10 Gramm pro Portion, wobei 1,5 davon aus gesättigten Fetten und null Trans-Fett bestehen. Mit meiner 3,7-Portionsschale bekomme ich 37 Gramm Fett, wovon 5,6 aus gesättigten Fetten stammen.

Als nächstes steht auf der Nährwertkennzeichnung Cholesterin. Cholesterin ist eine wachsartige Substanz, die sich im Körper in den Arterien ansammeln kann, den Blutfluss verengt und letztlich die Arterien blockiert und damit Schlaganfälle verursacht. Lange Zeit war man der Meinung, dass der Verzehr von cholesterinreichen Lebensmitteln wie Eiern zu einem höheren Gehalt an schlechtem Cholesterin im Blut führt, so dass der Tageswert für Cholesterin das von der FDA empfohlene Maximum darstellt und kein Ziel ist. Die Forschung hat diese Sichtweise geändert, und die Genetik scheint beim Cholesterinspiegel im Blut eine größere Rolle zu spielen als der Cholesterinspiegel in der Nahrung. Wenn Sie eine familiäre Vorgeschichte mit Herzkrankheiten haben, ist eine Begrenzung des Cholesterinspiegels wahrscheinlich eine gute Idee. Zurück zu meinem Beispiel mit dem Käsekuchen, in dem kein Cholesterin enthalten ist.

Natrium ist der nächste Teil des Etiketts, und wie beim Cholesterin entspricht sein Tageswert der maximalen Tagesdosis. Der Körper benötigt zwar etwas Natrium, aber zu viel davon kann zu hohem Blutdruck führen, der die Gesundheitsprobleme im Zusammenhang mit Insulinresistenz und Typ-2-Diabetes verschlimmern kann. Während Natrium also keinen direkten Einfluss auf den Blutzucker hat, sollte die Reduzierung der Natriumzufuhr Teil der Ernährung zur Umkehrung der Insulinresistenz sein. Wenn Sie keinen Bluthochdruck haben, sollten Sie Ihre Natriumaufnahme auf den Tageswert von 2300 mg pro Tag beschränken. Beim Beispiel der Käsebällchen enthält eine Portion Käsebällchen 250 Milligramm Natrium, was 11 Prozent der empfohlenen Tageshöchstmenge entspricht. Bei meiner 3,7-Portionsschale entspricht das 925 mg, also etwas mehr als 40 Prozent der empfohlenen Höchstmenge pro Tag.

Unter Natrium kommen wir zu dem großen Wert für insulinresistenzreduzierende Diäten, Kohlenhydrate. Wie bei der Fettzufuhr werden die Kohlenhydrate in mehrere verschiedene Linien aufgeteilt, darunter Ballaststoffe, Zucker und zugesetzte Zucker. Ballaststoffe spielen eine wichtige Rolle bei der Verlangsamung der Aufnahme von Zucker aus verdauenden Kohlenhydraten, aber zur Bestimmung der Nettokohlenhydrate sollte die Menge der Ballaststoffe abgezogen werden. Nahrungsmittel mit hohem Zuckergehalt sollten vermieden werden, aber ein niedriger Zuckergehalt ist in Ordnung, wenn das betreffende Nahrungsmittel einen hohen Gehalt an Ballaststoffen und anderen Kohlenhydraten aufweist, es sei denn, Sie verwenden eine kohlenhydratarme oder kohlenhydratfreie Diät. Zugesetzte Zucker sollten vollständig vermieden werden. Dies sind Zucker, die getrennt von den anderen Zutaten hinzugefügt werden, was sie für den Körper viel leichter verdaulich macht. Die Käsebällchen enthalten 15 Gramm Kohlenhydrate mit weniger als einem Gramm Ballaststoffe und Zucker. Eine gute Faustregel beim Umgang mit "weniger als einem Gramm" bei der Bestimmung der Menge in Ihrer Portion ist es, positive Nährstoffe nach unten und negative Nährstoffe nach oben abzurunden. So stellen Sie besser sicher, dass Sie nicht zu viel essen. Wenn Sie diese Regel anwenden, enthalten die Käsebällchen 15 Gramm Netto Kohlehydrate mit 1 Gramm Zucker und ohne Ballaststoffe. Bei meiner 3,7er Servierschüssel entspricht das 45 Gramm Kohlenhydrate und 3,7 Gramm Zucker.

Der letzte Abschnitt der oberen Hälfte der Nährwertkennzeichnung besteht aus Eiweiß. Dies ist der einzige Abschnitt der Nährwertkennzeichnung, der wenig Kontroversen oder gemischte Forschung aufweist. Lebensmittel mit hohem Proteingehalt sind gut zur Verringerung der Insulinresistenz geeignet, solange sie nicht auch einen hohen Gehalt an einfachen

Kohlenhydraten und Zucker aufweisen. Betrachtet man das Beispiel mit dem Käsekuchen noch einmal, so sind in einer Portion Käsekuchen 2 Gramm Protein enthalten, so dass meine 3,7-teilige Schale 7,4 Gramm Protein enthält.

In der unteren Hälfte des Etiketts sind die in der Nahrung enthaltenen Vitamine und Mineralien aufgeführt. Wenn Sie sich kohlenhydratarm ernähren, sollten Sie Ihre Ernährung mit Vitaminpillen oder anderen Nahrungsergänzungsmitteln ergänzen. Diese Strategie ist für jeden ratsam und macht die untere Hälfte des Etiketts im Allgemeinen unwichtig.

Die Lektüre der Zutatenliste kann sowohl wegen der geringen Größe der Art als auch wegen der Menge an ungewohnten mehrsilbigen Wörtern für die verschiedenen Zusatzstoffe, die in verarbeiteten Lebensmitteln üblich sind, eine Herausforderung darstellen. Einige Ernährungswissenschaftler sprechen sich dafür aus, viele dieser Chemikalien zu vermeiden, und es gibt keinen Grund, dies nicht vorzuschlagen, aber sie haben im Allgemeinen wenig Einfluss auf die Verringerung der Insulinresistenz. Verfeinerte und angereicherte Mehle sollten hingegen vermieden werden. Dies sind einfachere Kohlenhydrate, die einen größeren Einfluss auf Ihren Blutzuckerspiegel haben.

Kapitel 6: Verfolgen Sie Ihre Fortschritte

Es kann schwierig sein, den Erfolg Ihrer insulinresistenzreduzierenden Ernährung zu verfolgen, ohne Ihren Blutzuckerspiegel zu überwachen. Diejenigen, die eine kohlenhydratarme Ernährung anwenden, haben Zugang zu Werkzeugen, mit denen sich feststellen lässt, ob sie sich in Ketose befinden, aber abgesehen davon ist die beste Möglichkeit, Ihren Erfolg zu verfolgen, die eigene Dokumentation.

Ketose-Verfolgung

Ketose ist der Zustand, in dem die Leber im Hungerzustand oder bei einer sehr kohlenhydratarmen Ernährung Ketonkörper ausscheidet, um die Körperzellen dazu zu veranlassen, die in den Antipode-Zellen gespeicherten Fettsäuren in Treibstoff umzuwandeln. Ein Nebeneffekt ist die Freisetzung der Keton-Nebenprodukte in den Urin und die Atemluft. Zum Nachweis dieser Keton-Nebenprodukte stehen mehrere Produkte zur Verfügung.

Die billigsten unter diesen Produkten sind Urinsticks, die bei Anwesenheit von Acetessigsäure im Urin ihre Farbe ändern. Diese sind im Allgemeinen ziemlich einfach zu verwenden und benötigen weniger als 30 Sekunden, um zu zeigen, ob Sie sich in Ketose befinden. Andererseits ziehen es einige vielleicht vor, sich nicht mit dem Urinieren auf einem Streifen zu befassen. Atemketonmonitore sind eine Alternative, auch wenn sie in der Regel teurer sind.

Es gibt viele Modelle von Atem-Keton-Analysegeräten auf dem Markt. Diese sind in der Regel elektrisch, und einige von ihnen lassen sich mit Smartphone-Apps verbinden und können dazu verwendet werden, Ihre Ketose im Laufe der Zeit zu verfolgen. Während hundert Urinstreifen für 5 Euro gekauft werden können, können Atemanalysegeräte im Bereich von Hunderten von Euro liegen.

Eine endgültige Lösung zur Bestimmung der Ketose sind Geräte auf Blutbasis. Diese Geräte sind ähnlich wie Blutzuckermessgeräte und verwenden Teststreifen mit Blutproben. Diese Geräte neigen dazu, auch den Blutzuckerspiegel zu überwachen, so dass sie zusätzliche Informationen liefern können. Auch diese Geräte sind, wie die Atemmessgeräte, in der Regel teuer.

Ihre Ernährung verfolgen

Die Verfolgung von Diäten ist in den letzten Jahren mit dem Aufkommen von Smartphones viel einfacher geworden. Es gibt eine Vielzahl verschiedener kostenloser Apps, mit denen Sie verschiedene Aspekte Ihrer Ernährung verfolgen können, von der Kohlenhydrat- und Glukoseaufnahme bis hin zum Aktivitätsniveau. Speziell für Diabetes gibt es Apps, die Ihnen helfen können, Ihren Blutzuckerspiegel zusätzlich zu anderen Aspekten zu überwachen, aber auch für diejenigen, die ihren Blutzuckerspiegel nicht testen, gibt es Apps, die Ihnen helfen, Ihre Ernährung zu überwachen.

My Fitness Pal ist eine kostenlose Kalorienzählungs-App, die eine Datenbank mit über 6 Millionen verschiedenen Lebensmitteln enthält. Sie kann sowohl zum Verfolgen von Kohlenhydraten als auch von Kalorien verwendet werden und kann auch mit anderen Apps wie Fitbit synchronisiert werden, die Übungen oder Gehschritte verfolgen. SparkPeople ist eine weitere Anwendung zur Kalorien- und Fitnessverfolgung. Wie My Fitness Pal ist sie kostenlos, bietet aber auch einen monatlichen Abonnementplan mit maßgeschneiderten Trainings- und Mahlzeitenplänen, falls Sie dies wünschen. Es gibt Dutzende weiterer Apps, die verfügbar sind und täglich werden neue veröffentlicht.

Neben der Verfolgung des Fortschritts Ihrer Ernährung mit Hilfe von Apps kann auch die Notierung Ihres Energieniveaus und Ihrer Stimmung helfen, zu verfolgen, wie Ihr Grad der Insulinresistenz sinkt. Der hohe Blutzucker oder die Hypoglykämie, die bei Insulinresistenz häufig auftreten, führt zu körperlicher und geistiger Ermüdung und kann zu Stimmungsschwankungen und Reizbarkeit führen. Wenn Sie eine Diät machen, bei der der Zucker und die einfachen Kohlenhydrate, die den Blutzucker so hoch machen, entfernt werden, kehren sich diese Symptome um, und Sie werden feststellen, dass Sie klarer denken und mehr Energie haben.

Indem Sie Ihren Energiepegel und Ihre Stimmung dokumentieren, können Sie negative Veränderungen Ihrer Stimmung beobachten. Dies kann besonders effektiv sein, um die Auswirkungen von Betrug auf Ihre Ernährung zu ermitteln. Wenn Sie rückfällig werden und zu viel Zucker und andere einfache Kohlenhydrate zu sich nehmen, werden Sie zumindest am nächsten Tag einen Abfall des Energieniveaus feststellen. Dies kann auch bei der Zugabe verschiedener Nahrungsmittel zu einer kohlenhydratarmen Ernährung genutzt werden. Wenn Sie diesen Energieabfall am nächsten Tag spüren oder einen unerklärlichen Anstieg der Reizbarkeit feststellen, ist es ratsam, die zugesetzten Kohlenhydrate zu reduzieren.

Schlussfolgerung

Wir danken Ihnen für das Lesen des Diätplans für Insulinresistenz und hoffen, dass Sie ihn informativ gefunden haben. Wenn Sie die Informationen dieses Buches in die Praxis umsetzen, werden Sie fast sofort beginnen, Ihre Insulinresistenz zu verringern und auf dem Weg zur Umkehrung oder Vermeidung von Typ-2-Diabetes sein. Um das Beste aus Ihrer neuen, die Insulinresistenz reduzierenden Diät zu machen, sollten Sie daran festhalten. Halten Sie sich von Zucker und anderen einfachen Kohlenhydraten fern. Fügen Sie Ihrer Routine etwas zusätzliche Aktivität hinzu, um die Glukose, die Ihr Körper aus der Nahrung aufnimmt, zu verbrennen und Ihren Blutzuckerspiegel niedrig zu halten.

Verfolgen Sie Ihre Fortschritte und beobachten Sie Ihre Stimmung und Ihren Energiepegel. Wenn Sie aufhören, zu viel Zucker und einfache Kohlenhydrate zu sich zu nehmen, werden Sie einen Energieschub feststellen. Nutzen Sie das, um motiviert zu bleiben und Ihre neue Ernährung fortzusetzen. Eine negative Rückkopplungsschleife von zu viel Zucker, die Ihren Körper und Ihren Geist träge macht und zu Übergewicht und Insulinresistenz führt, hat Sie hierher gebracht. Nutzen Sie die positive Rückkopplungsschleife, die Ihnen die zusätzliche Energie, die Ihre neue, die Insulinresistenz reduzierende Diät liefert, gibt, um das umzukehren.

Jeder stolpert, und es ist ganz normal wenn Sie das ebenfalls tun. Wenn Sie vom Kein-Zucker-Wagen fallen, machen Sie sich keine Sorgen. Einer der Gründe, Ihre Stimmung und Ihre Energiewerte zu überwachen, ist es, sich selbst zu dokumentieren, wie schnell sie sich je nach Art der Nahrungsmittel, die Sie essen, ändern können. Wahrscheinlich werden Sie die negativen Auswirkungen des Zuckers auf Sie innerhalb von Stunden nach dem Betrug bemerken. Nutzen Sie dieses Wissen, um spätere Versuchungen abzuwehren. Die Macht, Ihr Leben zu verändern, liegt in Ihren Händen, Sie müssen nur daran festhalten.